ESSAI

D'ÉLECTROTHÉRAPIE OCULAIRE

ÉTUDE PHYSIOLOGIQUE

ET

EMPLOI DE L'ÉLECTRICITÉ

DANS LA THÉRAPEUTIQUE

DES AFFECTIONS DES NERFS ET DES MUSCLES DE L'ŒIL,
DES TROUBLES DU CORPS VITRÉ,
DES AMBLYOPIES SANS LÉSIONS,
DES NÉVRITES ET ATROPHIES DU NERF OPTIQUE.

PAR

Le Dr A. BOUCHERON,

Ancien interne des hôpitaux de Paris,
Ancien chef de clinique ophthalmologique.

PARIS

LIBRAIRIE J.-B. BAILLIÈRE ET FILS

Rue Hautefeuille, 19, près le boulevard Saint-Germain

1876

ESSAI

D'ÉLECTROTHÉRAPIE OCULAIRE

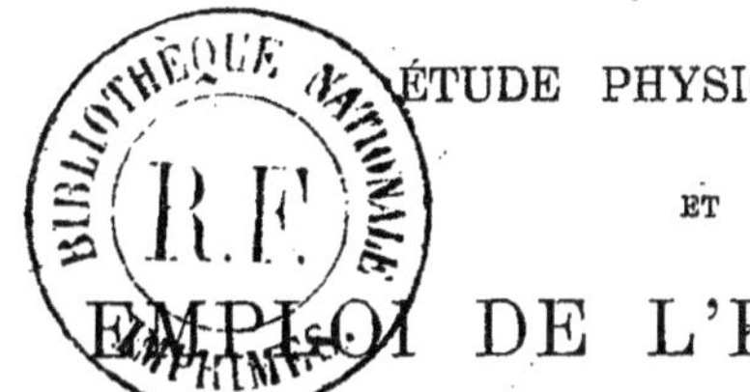

ÉTUDE PHYSIOLOGIQUE

ET

EMPLOI DE L'ÉLECTRICITÉ

DANS LA THÉRAPEUTIQUE

DES AFFECTIONS DES NERFS ET DES MUSCLES DE L'ŒIL,
DES TROUBLES DU CORPS VITRÉ,
DES AMBLYOPIES SANS LÉSION,
DES NÉVRITES ET ATROPHIES DU NERF OPTIQUE.

PAR

Le Dr A. BOUCHERON,

Ancien interne des hôpitaux de Paris,
Ancien chef de clinique ophthalmologique.

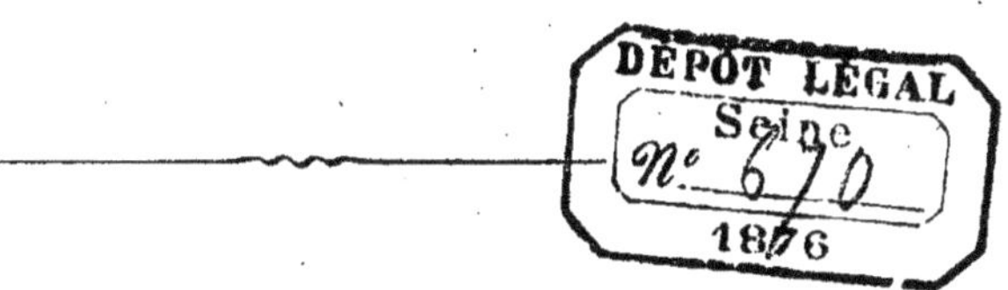

. PARIS

LIBRAIRIE J.-B. BAILLIÈRE et FILS

Rue Hautefeuille, 19, près le boulevard Saint-Germain

1876

ESSAI

D'ÉLECTROTHÉRAPIE OCULAIRE.

ÉTUDE PHYSIOLOGIQUE ET CLINIQUE

L'étude des résultats fournis par l'électrisation des différentes parties du système oculaire, formera la première partie de ce travail.

Le phosphène électrique, dû à l'excitation électrique de la rétine; les modifications vasculaires, dans la rétine et la choroïde, produites par l'électrisation du sympathique; les effets réflexes sur les vaisseaux oculaires, qui se manifestent sous l'influence de l'électrisation du trijumeau; et enfin, les variations de la tension intra-oculaire seront successivement examinés.

Un court parallèle entre les théories, qui tendent à expliquer ces effets cliniques de l'électrisation, terminera ce rapide exposé physiologique.

La deuxième partie comprendra l'étude des faits cliniques, observés dans l'application de l'électricité à la thérapeutique de plusieurs groupes d'affections oculaires.

En premier lieu, les *affections musculaires* où les succès sont le plus brillants.

Paralysies des muscles de l'œil, et de l'accommodation.

Affections spasmodiques : blépharospasmes, spasme de l'accommodation, nystagmus.

Asthénopie musculaire par insuffisance des muscles droits internes.

En second lieu, les *troubles du corps vitré*, dont un certain nombre sont heureusement influencés par l'électricité.

Troisièmement, les *amblyopies sans lésion*. Anesthésies traumatique ou spontanée de la rétine ; scotome central sans lésion ; héméralopie : amblyopies toxiques ; amblyopie des strabiques hypermétropes.

Quatrièmement, enfin, les *névrites et atrophies du nerf optique*.

PREMIÈRE PARTIE

De l'électrisation physiologique de l'appareil oculaire.

CHAPITRE PREMIER

ÉLECTRISATION DE LA RÉTINE ET DU NERF OPTIQUE.

Si l'on vient à comprimer l'œil dans son hémisphère postérieur, on fait apparaître une sensation lumineuse, nommée *phosphène*. C'est un croissant lumineux qui se montre du côté opposé à la pression et qui, toujours, garde cette formed'arc, quelle que soit la manière dont la pression est exercée sur l'œil. On sait que ce phosphène est dû à l'excitation *mécanique* de la rétine, comprimée entre l'objet extérieur et le corps vitré incompressible.

L'excitation de la rétine par un courant produit aussi un phosphène, mais ce phosphène *électrique*, ne présente pas de forme nettement déterminée, parce que l'excitation électrique de la rétine est diffuse et met en jeu un grand nombre d'éléments rétiniens.

Le phosphène électrique est, en général, plutôt un éclair qu'un arc lumineux circonscrit; il se montre surtout à chaque interruption du courant. Mais pendant le passage d'un courant assez fort, les moindres mouvements des muscles peauciers, en soulevant et en déplaçant les électrodes, font jaillir des gerbes lumineuses.

M. Serre, à qui l'on doit une étude complète du phosphène mécanique, a montré tout le parti que l'on peut tirer, pour le diagnostic, de la présence du phosphène. Tant qu'il est possible de développer une sensation lumineuse par la pression de l'œil, on est certain que la rétine fonctionne encore; et, d'après la situation du phosphène, il est facile de juger de la portion rétinienne qui est restée saine.

Les mêmes avantages diagnostiques sont attachés au phosphène électrique. Cependant, comme il est plus diffus, moins facilement localisable, il peut fournir moins de renseignements sur le siége des lésions de la rétine.

Un autre avantage du phosphène électrique, c'est de pouvoir servir de *galvanomètre physiologique*, si je puis ainsi dire.

En effet, tout courant électrique traversant la rétine donne naissance à une sensation lumineuse ; il sera donc très-facile d'employer ce réactif physiologique, pour déceler la présence des courants dérivés, passant au travers de la tête, à proximité de la rétine.

Ce point présente une certaine importance et mérite d'être exposé avec quelques détails. Nous avons fait, sur nous-même, quelques expériences destinées à nous renseigner sur les variétés de forme du phosphène électrique et sur l'étendue de la zône parcourue par les courants électriques continus. En voici le résumé.

EXPÉRIENCE. — Avec une pile de dix petits éléments Trouvé (cuivre et zinc, sulfate de cuivre), on fait passer un courant de la nuque au front. La sensation de brûlure, un peu plus considérable au pôle négatif, est très-supportable.

L'un des pôles est appliqué à la nuque et sert à fermer ou à ouvrir le courant; l'autre pôle est placé successivement sur différentes régions de la face, la position de ce dernier sera seule indiuée.

Milieu du front, pôle négatif.

A l'ouverture du courant, éclair général.

A la fermeture du courant, arc lumineux étendu d'une région sous-orbitaire à l'autre; cornes dirigées en haut.

Milieu du front, pôle positif.

Interruption du courant, arc lumineux d'une région sous-orbitaire à l'autre.

Fermeture du courant, éclair général.

Les mêmes phénomènes se produisent en s'affaiblissant, à mesure qu'on porte le pôle jusqu'à la racine des cheveux.

Les deux rétines excitées en même temps, répondent par une sensation commune,

A la tempe gauche, pôle négatif.

Ouverture du courant, éclair lumineux du côté gauche.

Fermeture du courant, arc nasal semblant faire partie d'une circonférence dont l'œil occupe le centre.

Tempe gauche, pôle positif.

Ouverture du courant, cercle lumineux, plus brillant à le circonférence.

Fermeture du courant, éclair plus marqué à gauche.

Région sous-orbitaire, pôle négatif.

Ouverture du courant, éclair faible.

Fermeture du courant, éclair également faible, sans caractère bien net.

Ces mêmes éclairs sont encore visibles, en décroissant peu à peu d'intensité, lorsqu'on fait descendre le pôle négatif jusqu'à la racine des dents de la mâchoire supérieure et même sur celles de la mâchoire inférieure.

Ici, le courant qui se *propage avec le plus d'intensité suivant la ligne droite*, de la nuque aux dents supérieures, passe à une assez grande distance de la rétine, et cependant cette membrane délicate est encore impressionnée par les courants dérivés.

En d'autres termes, les courants continus n'excitent pas seulement les éléments situés entre les deux pôles, mais encore les éléments compris dans une zone assez étendue. Ce fait a déjà été démontré; l'expérience que nous rapportons est une autre preuve à l'appui de la diffusion des courants continus à travers les tissus vivants.

Pratiquement, on voit que la rétine peut être soumise à l'influence d'un courant continu lorsque les pôles sont placés sur les régions glabres qui environnent le globe de l'œil et sans que l'électrode soit placée vur le bulbe oculaire lui-même.

On peut se demander si la sensation lumineuse produite par l'électricité est due à l'excitation de la rétine seule ou du nerf optique seul, ou bien à l'une et à l'autre simultanément, ou bien encore à l'excitation des tubercules quadrijumeaux. Il nous semble que c'est surtout à l'*excitation de la rétine* qu'on doit rapporter le phosphène électrique. En effet, si l'on fait passer le même courant de dix éléments à travers le crâne au niveau des deux apophyses mastoïdes, les tubercules quadrijumeaux se trouvant sur la ligne bi-mastoïdienne, on devra exciter, soit par les courants directs, soit par les courants dérivés, les tubercules quadrijumeaux et l'origine des nerfs optiques ; en même temps on sera placé assez loin de l'œil pour que la rétine ne soit pas impressionnée. Dans ces circonstances, on n'observe aucun phosphène. Par conséquent les tubercules quadrijumeaux, et le nerf optique à son origine, excités par le courant continu, appliqué aussi près que possible à travers les parois du crâne, paraissent incapables de produire une sensation lumineuse.

Ce fait semble démontrer que les troncs des nerfs de sensibilité spéciale, excités par le galvanisme, ne transmettent pas à l'encéphale de sensations spéciales, et que ces sensations exigent absolument pour se manifester, le concours des appareils sensoriéls terminaux. Les troncs des nerfs spéciaux jouiraient seulement de la propriété générale des nerfs, la neurilité, que M. Vulpian à déjà démontrée être la même pour les nerfs sensitifs et moteurs, dans ses belles expériences sur les soudures d'un nerf moteur à un nerf sensitif.

CHAPITRE II.

ÉLECTRISATION DU SYMPATHIQUE CERVICAL.

Lorsqu'on électrise avec un fort courant interrompu, le bout périphérique du nerf sympathique, on voit se produire les phénomènes inverses de ceux qui se montrent après la section du sympathique. Ainsi les phénomènes oculo-pupillaires disparaissent, l'œil enfoncé sous l'orbite est projeté en avant, les paupières s'écartent, et l'iris se dilate au maximum. Les artères de la rétine se resserrent et la papille devient plus pâle. La pression artérielle monte dans les vaisseaux de la moitié de la tête, et augmente en même temps la tension intra-oculaire qui en dépend. Toutes les artères dilatées dans la moitié de la tête se resserrent; les veines aussi diminuent de volume, et le sang y prend une teinte plus sombre.

Quand on touche la conjonctive d'un lapin, par exemple avec de l'ammoniaque, on y produit une dilatation vasculaire considérable. Si le cordon cervical du grand sympathique a été préalablement coupé de ce côté, la congestion déterminée par cette section, congestion très-peu marquée d'ailleurs en général, devient intense. En faradisant le bout supérieur du cordon coupé, on fait diminuer la congestion; elle peut même disparaître complètement. (Cl. Bernard, Donders.)

La température diminue partout dans la moitié de la tête, correspondant au sympathique faradisé, dans l'oreille, à la face, dans le nez, entre les conjonctives, dans la langue et dans le cerveau.

Les fonctions des glandes sudoripares s'arrêtent plus ou moins complètement, et la sensibilité cutanée devient obtuse.

Les vaisseaux de la pie-mère et du cerveau se contractent pendant l'électrisation du sympathique (1).

Même après l'ablation du ganglion cervical supérieur, on aurait vu les vaisseaux de la pie-mère se resserrer en excitant vivement le nerf crural d'un côté (Nothnagel). Ce qui démontrerait, s'il n'y a pas d'erreur d'observation, que les vaisseaux de la pie-mère reçoivent des fibres vasomotrices . soit du plexus carotidien, soit directement des nerfs qui naissent des pédoncules cérébraux et de la protubérance.

Pour l'iris, M. Vulpian (2) a pu constater le même fait ; l'iris se dilate encore, après l'ablation du ganglion cervical supérieur, quand on excite le nerf sciatique sur un chien curarisé. Ici encore cette expérience prouve que les nerfs dilatateurs de l'iris ne passent pas tous par le ganglion cervical supérieur, et que certains filets émanés de la base de l'encéphale, se rendent à l'iris par d'autres voies.

Si l'on rapproche de ces faits la rapidité quelquefois assez grande, avec laquelle disparaissent les phénomènes produits par l'ablation du ganglion supérieur, on considérera comme certaine l'existence de fibres vasomotrices, provenant directement de la base de l'encéphale, et accompagnant les autres nerfs craniens, pour se rendre aux différents organes de la tête. C'est par ces fi-

(1) Nothnagel. Vulpian.
(2) Vulpian. Vaso-moteurs, t. I, p. 296; t. II. p. 127.

bres secondaires que se rétablit l'influence du système nerveux sur les vaisseaux.

Les expériences d'excitation électrique des nerfs se font généralement avec les courants interrompus, d'un maniement plus facile, et d'une intensité facile à régler. Mais comme les courants continus sont très-employés dans les pratiques électrothérapiques, il est bon d'être fixé sur l'influence de ces courants continus sur les vaisseaux.

MM. Vulpian et Carville pensent que les différentes sortes de courants agissent de la même manière ou à peu près, sur les nerfs vaso moteurs.

MM. Legros et Onimus ont conclu de leurs recherches que, lorsqu'on fait passer des courants galvaniques ou continus dans un nerf contenant des fibres vasomotrices, les courants ascendants ou centripètes, c'est-à-dire, ceux dans lesquels on place le pôle négatif près du centre, le pôle positif près de la périphérie, feraient contracter les vaisseaux; tandis que les courants descendants ou centrifuges les feraient dilater.

« Or, dit M. Vulpian, les expériences que nous avons répétées avec M. Carville sur la membrane interdigitale de la grenouille, dans la condition la plus favorable, puisque nous désirions vivement voir les phénomènes signalés par ces expérimentateurs, ne nous ont pas donné les résultats que nous en attendions. Lorsque nous électrisions les nerfs lombaires d'une grenouille, en examinant au microscope la membrane interdigitale du même côté, les courants galvaniques continus produisaient le même résultat, moins accusé toutefois que les courants interrompus, ou bien ils ne produisaient rien. Les courants descendants ne nous ont jamais paru produire un effet de dilatation vasculaire dans ces conditions. Ces courants, dans mes expériences, faisaient resserrer les vaisseaux plus sûrement que les courants inverses. » (1).

Peut-on attribuer un rôle prépondérant à l'action des vaso-moteurs pour expliquer les heureux effets de l'électrisation dans des affections variées, lorsque les courants continus, appliqués directement sur le nerf, ne donnent pas toujours des effets constants ? Les faits de guérison sont certains, l'intervention des nerfs vaso-moteurs paraît insuffisante pour les expliquer. Nous reviendrons d'ailleurs sur ce point.

Un autre fait à signaler et qui ne manque pas d'importance, c'est la courte durée de l'action vasomotrice, obtenue par l'électricité. Lorsqu'on excite par un courant continu ou interrompu, le bout périphérique du sympathique coupé, la constriction vasculaire se produit mais cesse bientôt, malgré la permanence de l'excitation. Il en est ainsi pour les vaisseaux de la rétine, et encore ce sont surtout les artères que l'on voit diminuer de volume, les veines sont très-peu influencées par les courants. Dans la choroïde d'un lapin albinos, les artères choroïdiennes sont à peu près impossibles à distinguer. Aussi est-il très-difficile de constater *de visu* une modification dans le calibre des vaisseaux choroïdiens. Cependant, il y a des changements vasculaires, puisque la tension intra-oculaire monte.

Il existe dans l'économie un nerf dont l'excitation ne donne aussi que des effets passagers, c'est le nerf pneumogastrique. Si l'on électrise le bout périphérique, le cœur s'arrête en diastole ; mais maintenez l'électrisation et le cœur ne tardera pas à battre de nouveau. Voilà donc une excitation prolongée qui donne un effet immédiat et rapide, sans pouvoir le maintenir.

(1) Vulpian. Leçons sur les vaso-moteurs, t. I, pp. 113-114.

La comparaison, à ce point de vue, entre le pneumo-gastrique et les nerfs vasomoteurs est donc parfaite. Mêmes effets passagers, malgré une excitation perma-nente. Ces effets passagers ont cependant servi de base à l'édification de la théorie qui attribue à l'action vaso-motrice la plupart des résultats thérapeutiques de l'é-lectricité.

Les actions vasomotrices reflexes après l'excitation d'un nerf sensitif, sont généralement des actions *vaso-constrictives*. Ainsi l'excitation électrique du nerf scia-tique, du trijumeau fait contracter par action reflexe presque tous les vaisseaux du corps, et, par suite, fait monter la pression du sang dans les artères. C'est ce qu'on vérifie par un hémodynamomètre mis en com-munication avec la carotide.

Le nerf auriculo-cervical semble faire exception, puisqu'il fait dilater les vaisseaux de l'oreille corres-pondante, lorsqu'on faradise le bout central de ce nerf. Mais, en réalité, la pression sanguine monte dans la carotide pendant l'électrisation de ce nerf, son action sur l'artère médiane de l'oreille est un fait à part. Et ce qui est remarquable, c'est que l'électrisation des autres nerfs sensitifs produit le même effet dilatateur sur cette artère et ses branches.

Le seul nerf qui détermine d'une façon bien nette et bien constante une action *vaso-dilatatrice* reflexe sur tous les vaisseaux du corps, c'est le nerf dépresseur de Ludwig et Cyon.

Nous allons mettre à profit ces notions générales pour l'étude de la tension intra-oculaire.

CHAPITRE III.

DE L'ÉLECTRISATION DU TRIJUMEAU, ET DE LA TENSION INTRA-OCULAIRE.

L'électrisation du filet cervical du grand sympathique fait monter la tension dans toutes les artères de la moitié correspondante de la face, et, comme la tension intra-oculaire dépend de la tension sanguine, on observe des effets parallèles dans les artères et dans le globe oculaire (1).

Toutes les autres causes qui augmentent la tension dans les artères, augmentent également la tension intra-oculaire. Ainsi la ligature de l'aorte abdominale, qui fait passer toute la masse du sang dans la partie supérieure du corps, augmente d'une quantité considérable la tension artérielle et oculaire, et l'on trouve à l'ophthalmoscope une dilation énorme des vaisseaux. L'augmentation de tension ainsi obtenue est persistante comme la cause elle-même.

Une autre cause mécanique, c'est la gêne apportée à la circulation veineuse par l'arrêt de la respiration, ou par la dyspnée. Il s'ensuit une augmentation de tension vasculaire et oculaire.

On sait encore que l'excitation électrique d'un nerf sensitif produit, par une action réflexe, une contraction générale des artérioles de l'économie, une augmentation de tension artérielle et concurremment une augmentation de tension oculaire. Ainsi, par exemple, l'excitation du sciatique sur un chien curarisé fait dilater la pupille, contracter souvent les muscles de la vessie, et en même temps toutes les artérioles dans la moelle,

(1) Ce fait a été parfaitement démontré par les expériences d'Adamuck de Kasan.

comme dans le reste du corps, et consécutivement la pression artérielle monte rapidement.

L'excitation du trijumeau (1), particulièrement étudiée au point de vue de la tension oculaire, par MM. Von Hippel et Grünhagen, produit aussi les mêmes résultats : il y a augmentation de tension dans tous les vaisseaux de la tête, et, par suite, dans l'œil, non-seulement du même côté que le nerf excité, mais encore dans l'*œil du côté opposé*. Ce dernier fait est très-important, car il indique nettement que ce n'est pas par une *action directe* que le trijumeau excité influe sur la tension de l'œil du même côté, mais que c'est par une action réflexe qui tend à se généraliser et à atteindre l'œil du côté opposé.

Telle n'est pas l'opinion de MM. von Hippel et Grünhagen, ils admettent que le trijumeau *dilate activement* les vaisseaux de l'intérieur de l'œil, et qu'il agit ainsi directement sur la tension intra-oculaire.

Ces auteurs se fondent, entre autres, sur l'expérience suivante : après avoir enlevé le ganglion cervical supérieur, ils excitent le tronc du trijumeau dans le crâne, et voient monter la pression dans l'œil. C'est, pour eux, la preuve que le sympathique ne joue aucun rôle dans les variations de la tension oculaire.

Mais nous avons déjà cité une expérience de M. Vulpian, démontrant que l'iris peut encore se dilater, après l'ablation du ganglion cervical supérieur, quand on excite le sciatique ; nous avons rappelé aussi que les actions vasomotrices reparaissent à la tête après un certain temps, même quand le ganglion supérieur a été enlevé, et nous en avons conclu, avec M. Vulpian, qu'il existe d'autres fibres vasomotrices que celles qui pas-

____

(1 La section du trijumeau augmente aussi la tension intra-oculaire.

sent par ce ganglion supérieur et que ces fibres peuvent se suppléer.

Dans l'expérience de MM. Hippel et Grünhagen, l'ablation du ganglion cervical supérieur du sympathique ne met donc pas hors de cause l'*action indirecte* des vasomoteurs, et, d'autre part, l'excitation électrique portée vers l'origine du trijumeau influence le bulbe et la protubérance, où les travaux de M. Owsjanikow et de M. Vulpian placent un centre puissant de réflexion pour ces nerfs vasomoteurs. L'excitation de cette région, située un peu en arrière des tubercules quadrijumeaux et un peu en avant du bec du calamus, sur le plancher du quatrieme ventricule, et qu'on a nommée centre vasomoteur, amène la contraction de tous les vaisseaux du corps, l'augmentation de la tension artérielle générale, et, en même temps, l'augmentation de tension intraoculaire. Ainsi, c'était encore par un chemin détourné, et par les fibres vasomotrices secondaires que se faisait sentir sur l'œil l'action du principal *centre vasomoteur*.

Enfin, des expériences récentes de M. Vulpian n'ont pas pu démontrer l'action vaso-dilatatrice *directe* des branches supérieures du trijumeau. En excitant par l'électricité le bout périphérique du nerf ophthalmique dans l'orbite incomplète du chien, M. Vulpian n'a pas vu se produire de dilatation active *directe* dans la conjonctive. Le nerf sous-orbitaire excité de même, n'a pas non plus fait dilater directement les vaisseaux de la lèvre, comme le fait pour la langue l'excitation du lingual ; et l'on sait que l'action vaso-dilatatrice du lingual est due à l'anastomose de la corde du tympan (facial). « Si donc les différentes autres branches du trijumeau contiennent des fibres vaso-dilatatrices directes, on n'a pas encore mis leur existence hors de doute par l'expérimentation. » (Vulpian, *Vaso-moteurs*, t. II, p. 382.)

Sans doute il pourrait exister dans l'œil lui-même ces fibres vaso-dilatatrices non reconnues dans les parties voisines, et l'expérimentation directe en donnera seule la preuve absolue, mais jusqu'ici, il serait bien prématuré de les admettre.

Il est utile encore de signaler que ce n'est pas seulement l'excitation au cou du sympathique, et la contraction des vaisseaux de la tête qui font monter la tension artérielle, mais que l'effet inverse, la section du filet cervical du sympathique, avec dilatation des branches carotidiennes fait augmenter la tension artérielle (Cl. Bernard, Vulpian), quoique la théorie semblerait indiquer le contraire. Cette autre cause pourrait bien agir aussi sur la tension intra-oculaire. De sorte que, soit la contraction des vaisseaux de la tête, soit leur dilatation réflexe ou directe, peuvent produire le même résultat, augmentation de la tension artérielle et de la tension oculaire.

L'excitation électrique du trijumeau produit probablement cet effet par action réflexe, peut-être par les deux procédés de contraction ou de dilatation vasculaire. En tous cas la tension oculaire ne paraît devoir qu'augmenter sous l'influence de l'électrisation du trijumeau. Il faut ajouter que l'augmentation de tension oculaire obtenue ainsi est de courte durée, comme les autres actions vasomotrices expérimentales.

Pratiquement, l'électrisation de la région circumoculaire qui met toujours en cause le trijumeau, ne paraît pas devoir être employée dans ces affections où la tension oculaire est déjà augmentée, et où l'excès de tension pourrait être nuisible.

Au contraire, dans ces états mal définis encore, où existe une certaine diminution de tension, et que M. Nagel a appelé affections *hypotoniques*, l'électrisation semble être indiquée.

CHAPITRE IV.

DE L'ÉLECTRISATION DE LA RÉGION OCULAIRE A TRAVERS LA PEAU.

En appliquant les pôles d'une pile sur la surface cutanée de la région circum-oculaire, on provoque, à coup sûr, une excitation des filets terminaux du trijumau, et cette excitation se traduit bientôt par une augmentation de la tension intra-oculaire, probablement d'origine réflexe. Comme les vaisseaux de la choroïde seuls peuvent, en se modifiant, changer ainsi l'équilibre hydrostatique de l'œil, s'il y a changement dans la tension du globe, nous sommes certains qu'il s'est produit des modifications dans les vaisseaux choroïdiens.

Cette preuve détournée est très-importante, car l'examen ophthalmoscopique ne permet que bien difficilement d'apprécier les changements survenus dans les vaisseaux choroïdiens.

Quant aux variations que les vaisseaux de la rétine peuvent subir sous l'influence de l'électrisation *à travers la peau*, elles sont difficiles aussi à bien apprécier. Sur l'homme, avec les courants continus de force moyenne recommandés par tous les cliniciens (8 à 10 éléments), il ne nous a pas été possible de reconnaître de modifications dans le calibre des vaisseaux rétiniens, de quelque manière que l'électricité fût appliquée.

Sur le lapin, en employant 20 à 25 éléments, les électrodes placés sur les rebords orbitaires supérieur et inférieur, ce qui provoque une sensation douloureuse et des cris de l'animal, il nous a semblé reconnaître tantôt un certain resserrement, tantôt une certaine dilatation très-peu marquée, d'ailleurs, sans obtenir quelque chose de précis ni de constant. Nous ne saurions indiquer s'il s'agissait ici de changements apportés dans la circulation rétinienne par les variations de la pression intra-oculaire, qu'une violente excitation du trijumeau provoquait, ou s'il y avait une action directe sur les vaisseaux par l'intermédiaire du sympathique. Dans tous les cas, cette action était bien faible et paraissait peu capable de modifier la nutrition des parties.

Sur le chien on observe, à l'état normal, une pulsation sur les vaisseaux papillaires. Cette pulsation non isochrone avec celles des artères et consistant en un effacement du calibre du vaisseau, sur une longueur d'un millimètre et demi environ, se produit à d'assez longs intervalles. Si l'on n'est pas prévenu de cette particularité, on sera tenté d'attribuer à l'excitation électrique ce phénomène tout à fait physiologique. Nous n'avons vu rien de plus, pendant l'électrisation de la région oculaire avec 20 éléments.

M. Onimus prétend qu'en électrisant le ganglion cervical à travers la peau par les courants continus, on obtient, « à la fermeture du courant, un léger mouvement de contraction des vaisseaux de la rétine; puis on découvre que les mouvements normaux de dilatation et de resserrement que présentent ces vaisseaux, deviennent plus fréquents sous l'influence du courant, finalement il y a dilatation (1). »

Sur l'homme, avec le courant de 10 éléments de Trouvé, nous n'avons pas vu se reproduire les mêmes phénomènes.

Quant aux mouvements de l'iris, qui se produisent sous l'influence des courants continus appliqués *à travers la peau*, l'expérience suivante va nous en donner le tableau exact :

(1) Gaz. médicale, compte-rendu de la Société de biologie, séance du 20 décembre 1873.

Expérience sur l'état de l'iris, pendant l'électrisation, par courants continus chez l'homme.

M. X... 22 ans, atteint d'une névrite optique spécifique, ne perçoit, depuis quatre mois, *aucune sensation lumineuse de l'œil gauche*.

Les actions réflexes produites par l'impression lumineuse sur la rétine, et les variations de l'ouverture pupillaire, pendant la *fixation* persistante et prolongée d'un point, se trouvent naturellement écartées. Les changements qui se manifesteront dans les pupilles seront bien sous l'influence de l'électricité.

D'abord, il faut signaler que, pendant quatre mois, la pupille ne réagissait d'aucune manière sous l'influence de la lumière. Ainsi, un faisceau de rayons lumineux concentrés sur la pupille par la surface de l'ophthalmoscope, ou avec une lentille convergente, ne provoque aucun mouvement du sphincter, malgré l'intensité de l'éclairage. Cette expérience est contraire à celle de Brown-Séquard, qui a observé, par l'exposition à la lumière, la contraction d'un iris entièrement séparé de la rétine, et même du segment postérieur de l'œil.

La lumière destinée à permettre l'examen de l'œil est placée obliquement par rapport au plan de l'iris.

La pile employée est de 10 éléments de Trouvé petit format (5 cent. de diamètre).

Le pôle positif placé sur le cou, au niveau de la carotide et du grand sympathique, un peu au-dessous de l'angle de la mâchoire; le négatif, sur le milieu du front.

Sensation de picotement sous les deux électrodes; sur la langue du même côté gauche, sensation acidulée.

La pupile se dilate d'une manière insensible et d'une faible quantité. Le courant étant interrompu : on voit la pupille se resserrer brusquement, puis se dilater ; après deux oscillations, l'iris reste immobile.

On ferme le courant, même dilatation insensible et presque imperceptible, devenant manifeste lors du resserrement produit par la rupture du courant. Une ou deux oscillations se montrent avant l'arrivée à la position de repos.

En résumé, dilatation très-faible, se produisant lentement pendant le passage du courant; contraction brusque à la rupture du courant ; deux ou trois oscillations puis arrêt dans la position du repos.

Dans l'œil sain, qui jusque-là avait été fermé soigneusement avec un mouchoir, les mêmes conditions d'éclairage étant gardées, on observe, pendant le passage du courant, une faible dilatation de la pupille, contrariée par des oscillations en sens inverse.

CHAPITRE V.

Nous venons de signaler les effets de l'électricité sur les différents nerfs qui font partie du système oculaire. Nous avons vu que l'excitation électrique de la rétine produit un phosphène diffus ; que l'électrisation du sympathique se traduit directement par un resserrement léger des artères de la rétine et de la choroïde, et par l'augmentation de la tension intra-oculaire ; que l'excitation du trijumeau influence, par action réflexe, les vaisseaux oculaires et la tension de l'œil. Nous pouvons ajouter que l'électrisation des nerfs oculo-moteurs, à travers la peau et par les procédés cliniques, ne fait pas contracter isolément les muscles de l'œil.

Il nous reste à dire un mot des théories qui servent à expliquer l'action curative de l'électricité. MM. Legros et Onimus ont soutenu que c'est à *l'action vaso-motrice* qu'il faut attribuer les heureux effets *des courants*. Cette théorie a été émise au moment où l'on attribuait aux nerfs vaso-moteurs un rôle considérable dans la nutrition. Mais les auteurs récents, et M. Vulpian surtout, dans son magnifique ouvrage (1), tendent à déposséder les nerfs vaso-moteurs des prérogatives excessives dont on les avait comblés.

Les *propriétés trophiques* des groupes cellulaires étalés dans l'axe gris de la moelle, ont, au contraire, été bien mises en relief par les travaux les plus récents, et par les brillantes leçons du professeur Charcot.

(1) Vulpian. Leçons sur l'appareil vaso moteur, 1875.

Il nous est bien facile de montrer rapidement que le système oculaire est étroitement placé sous la dépendance nutritive d'un certain nombre de centres cellulaires trophiques, et que c'est vers ces centres que doivent être dirigés les courants électriques.

Ainsi le *trijumeau* exerce sur l'œil une influence trophique incontestable, mais je tiens à faire remarquer que ce n'est pas le globe tout entier qui est atteint, lorsque le trijumeau est coupé. C'est principalement la cornée qui tend à se sphacéler et à s'altérer, le tissu épiscléral, la conjonctive, l'iris, s'enflamment consécutivement. Si la cornée se nécrose entièrement et ouvre largement l'œil, l'atrophie du globe pourra succéder à ces délabrements. Si au contraire on protége la cornée contre les agents extérieurs, la guérison survient, et le globe oculaire lui-même échappe à la destruction.

Il semble que l'influence trophique du trijumeau ne s'exerce directement que sur les membranes *antérieures* de l'œil.

Le plexus nerveux ciliaire, avec ses petits ganglions, joue le rôle d'un petit centre nerveux trophique et maintient la nutrition des parties profondes. C'est une espèce de ganglion intra-oculaire étalé dans la région ciliaire, dont la lésion partielle peut s'accompagner d'une dégénérescence secondaire, envahissant le reste du plexus; comme il arrive pour les ganglions thoraciques du sympathique dans certaines sections des nerfs intercostaux (Courvoisier) (1). Lorsque ce plexus est ainsi détruit partiellement, il se produit une atrophie lente, progressive du globe, et la perte de la vision, sans que la cornée soit atteinte, sans qu'elle perde sa transparence normale. L'action de ce plexus doit donc être aussi im-

(1) Cité par Vulpian. Vaso moteurs, t. I, p. 188.

portante sur la nutrition normale de l'œil, que l'action directe du tronc même du trijumeau.

Comme l'intégrité des membranes enveloppantes est nécessaire au fonctionnement parfait de la rétine, cette dernière membrane se trouve être médiatement sous la dépendance du plexus ciliaire.

La rétine, au moins dans les parties qui forment réellement l'appareil sensoriel (cônes, bâtonnets et couches extérieures), paraît, au point de vue trophique, indépendante du nerf optique, puisqu'on possède des pièces histologiques montrant l'existence de cônes et de batonnets normaux, dans la rétine d'un homme aveugle depuis vingt ans par atrophie du nerf optique. (Poncet.)

Le nerf optique semble recevoir l'action trophique des tubercules quadrijumeaux d'une part, et des grosses cellules nerveuses de la rétine d'autre part. En effet, si ces cellules rétiniennes dégénèrent comme dans certains décollements de la rétine, le nerf optique s'atrophie.

Les nerfs moteurs des muscles oculaires ont pour centre trophique leur noyau d'origine dans l'isthme, comme les autres nerfs moteurs de l'économie l'ont dans la moelle. Toute cause qui séparera les nerfs moteurs de leur centre trophique, provoquera la dégénérescence des nerfs et des muscles.

La section des nerfs vasculaires de l'œil n'entraîne pas de troubles dans la nutrition du globe. Pour certains auteurs on augmente ainsi l'énergie fonctionnelle; pour d'autres, au contraire, la paralysie des vaso-moteurs serait une cause morbide prédisposante. Ce désaccord entre les physiologistes laisse planer un certain doute sur l'action réelle de ces nerfs dans la nutrition.

S'il est, au contraire, une chose bien démontrée, c'est l'action trophique de certains groupes cellulaires qui s'étendent dans tout l'axe spinal. Ainsi les cellules des cornes antérieures de la moelle tiennent sous une dépendance absolue la nutrition des nerfs moteurs correspondants, de telle sorte que si ces cellules viennent à être détruites, comme dans la paralysie infantile, dans l'atrophie musculaire progressive, les nerfs dégénèrent jusqu'aux dernières extrémités périphériques. Les muscles, animés par ces nerfs, subissent également une atrophie complète; et la circulation, tout en restant aussi abondante qu'auparavant, est incapable d'arrêter le progrès de cette déchéance nutritive. La suppression du centre nerveux entraîne, d'une manière constante et fatale, l'anéantissement de ces tissus importants, nerfs et muscles; mais les autres parties de l'organisme en subissent aussi les atteintes, quoique d'une façon moins évidente.

M. Charcot a démontré l'existence d'arthropathies d'origine nerveuse dans la sclérose de la moelle; et les altérations osseuses capables de produire une fragilité extraordinaire ne sont pas rares non plus dans cette maladie. Les différentes éruptions attribuées à l'influence des nerfs (zona, etc.) prouvent que la peau elle-même ressortit, quant à sa nutrition, à l'influence de la moelle. Les altérations trophiques observées dans la cornée, et les parties antérieures de l'œil, après la section du trijumeau, l'atrophie du globe et de la partie postérieure de l'œil, après la blessure du cercle ciliaire, prouvent directement que l'œil est soumis de la manière la plus certaine à l'influence nutritive du système nerveux. En définitive, tous les tissus, nerfs, muscles, os, articulations, peau, globe oculaire, sont, par rapport à leur nutrition, sous la dépendance absolue du système nerveux, en dehors de l'intervention de la circulation. Si donc on veut agir sur la nutrition des diffé-

rents tissus, et sur celle des éléments de l'œil en particulier, il nous semble plus logique de s'adresser
aux centres nerveux et aux centres trophiques qu'à
la circulation elle-même, dont le rôle est secondaire.
L'excitation du sympathique et des vaso-moteurs par
le galvanisme, proposé par certains auteurs comme le
meilleur moyen d'agir sur la nutrition, nous paraît
inférieur à l'excitation directe des éléments nerveux
centraux et périphériques.

Au point de vue pratique, si l'on veut soumettre le
globe oculaire et ses annexes à l'action de l'électricité,
il nous paraît utile, d'accord avec ce qui précède, de
comprendre, dans le circuit du courant, les différents
centres trophiques oculaires : l'origine du trijumeau et
le plexus ciliaire dans l'œil, les tubercules quadrijumeaux et la rétine pour le nerf optique, les noyaux d'o-
rigine des nerfs moteurs et les muscles qu'ils animent.

Exciter le cordon cervical du grand sympathique et
le ganglion supérieur à l'exclusion des autres parties
du système nerveux, nous semble, théoriquement, un
procédé insuffisant d'électrisation du globe oculaire.
Nous démontrerons, plus loin, qu'au point de vue clinique, l'excitation directe des parties malades donne
d'excellents résultats.

DEUXIÈME PARTIE

De l'emploi de l'électricité dans la thérapeutique
oculaire.

I^ro SECTION

AFFECTIONS DES NERFS ET DES MUSCLES MOTEURS
DE L'ŒIL.

CHAPITRE Ier.

PARALYSIES DES NERFS MOTEURS DE L'ŒIL.

Traitement par l'électricité.

Division. — Au point de vue thérapeutique, les paralysies des nerfs moteurs de l'œil peuvent être divi-
sées en plusieurs groupes selon le siége probable et
selon la cause.

Les paralysies *périphériques* qui se rattachent à l'influence du *froid*, de la *syphilis*, de la *diphthérie*, sont les
plus fréquentes et les plus sensibles à l'action thérapeutique, et en particulier à l'action de l'électricité.

Parmi les paralysies dont le siége est *intra-crânien*,
les unes sont dues à des compressions par des néoplasmes
cancéreux, tuberculeux, par des exsudats méningiens
organisés, des hémorrhagies méningées ; il est clair
qu'ici la thérapeutique n'aura de prise ni contre la
cause, ni contre l'effet.

D'autres paralysies crâniennes sont d'origine syphilitique, mais le nerf est atteint, comprimé ou désorganisé
par une gomme, une périostose, une exostose, et les

tubes nerveux finissent par subir une dégénérescence complète et irrémédiable. La gomme ou l'exostose pourront disparaître à la longue par le traitement spécifique, mais l'on ne sera pas arrivé à temps pour préserver le nerf de la destruction, et la paralysie persistera.

Certains états *congestifs* de l'encéphale peuvent donner lieu à une paralysie des muscles de l'œil, probablement par rupture d'un petit vaisseau. Le pronostic alors est variable, tantôt la guérison est rapide, tantôt l'affection est incurable.

L'*ataxie locomotrice* produit deux sortes de paralysies des muscles oculaires. Les unes sont précoces, peu durables; elles disparaissent souvent d'elles-mêmes et sans traitement; les autres sont tardives, incurables, comme la sclérose qui a envahi le nerf.

Les paralysies précoces de l'ataxie peuvent aussi persister assez longtemps, et nécessiter une intervention thérapeutique à cause de la gêne qu'elles provoquent. Nous donnons plus loin une observation (1) intéressante de paralysie chez un ataxique au début. La diplopie datait de trois mois, et elle céda presque complètement en dix séances d'électrisation par les courants continus. Une autre attaque de paralysie oculaire survint quelque temps après, et fut aussi rapidement améliorée par l'électricité. Sans doute, le malade ne fut pas guéri de son ataxie, mais un symptôme très-gênant fut écarté; ce qui est déjà un bon résultat.

Revenons maintenant aux paralysies périphériques, qui forment le véritable champ de l'expérimentation thérapeutique.

(1) Communiquée par M. Giraud-Teulon.

PARALYSIES PÉRIPHÉRIQUES.

I. — *Paralysies* a frigore.— *Pathogénie*. — *Pronostic*.

Ces paralysies, appelées aussi rhumatismales, sont très-fréquentes ; j'en donnerai treize observations suivies de guérison.

Les lésions produites par le froid, dans les nerfs superficiels ou dans les tissus qui les entourent, ne sont pas encore parfaitement connues, car les autopsies manquent. On admet généralement comme probable, que, pour le nerf facial, le froid provoque un gonflement ou une inflammation du périoste dans l'aqueduc de Fallope, et que le tronc nerveux est plus ou moins comprimé dans ce canal. Quelques auteurs supposent qu'un épanchement séreux peut s'effectuer dans l'intérieur du névrilème qui est très-résistant, et ce serait encore par compression que les tubes nerveux seraient atteints. L'existence des espaces lymphatiques décrits autour des tubes nerveux, par Axel Key, Retzius et Ranvier, ne contredit pas cette hypothèse.

Pour les nerfs moteurs de l'œil, il existe des conditions anatomiques analogues à celles du facial, le tronc nerveux passe au fond de l'orbite à travers des anneaux ostéo-fibreux, où le moindre gonflement périostique peut exercer une compression. Cette cause peut être invoquée, non-seulement pour les paralysies *a frigore*, mais encore pour les paralysies syphilitiques de la période secondaire, où les gonflements inflammatoires du périoste ne sont pas rares.

Il existe encore un autre mode d'action du froid sur les nerfs moteurs ; ce n'est plus le tronc nerveux qui est atteint, mais ce sont ses extrémités terminales. C'est un effet analogue à celui que produit l'empoisonnement par le curare. Cette ingénieuse théorie a été exposée par M. Vulpian à la Société de biologie, le 22 mars 1873. Dans une remarquable observation de paralysie rhumatismale du radial, M. Vulpian reconnut que la sensibilité de la peau de la région postérieure de l'avant-bras était intacte. Les réactions vaso-motrices cutanées, qu'on observe en passant sur la peau un corps dur et mousse, étaient tout à fait normales, et cependant la paralysie musculaire était complète.

Comme le nerf radial est un nerf mixte, contenant sous la même gaîne des fibres musculo-motrices, vaso-motrices et sensitives, il n'est pas probable que la lésion produite par le froid aille démêler dans ces faisceaux mélangés, les fibres musculo-motrices seules à l'exclusion des autres. Ce n'est pas le tronc lui-même du nerf qui est atteint : il faut que les fibres musculo-motrices soient lésées en un point où elles sont isolées. Comme ce n'est qu'à l'origine ou à la terminaison que cette séparation existe, c'est ou sur les racines médullaires ou sur les expansions terminales que le froid a produit son action.

Mais, ce ne sont pas les racines antérieures de la moelle qui sont atteintes, car les racines du radial ne sont pas distinctes, et la paralysie n'affecte que les muscles animés par le radial; ce n'est pas non plus la moelle elle-même, car les actions réflexes vaso-motrices persistent. Il ne reste plus que les expansions terminales ; ce sont donc elles qui ont probablement subi les atteintes du froid.

Quelle est la modification intime apportée au point de contact entre les fibres nerveuses et les fibres musculaires? On ne sait ; mais on ne le sait pas davantage pour le curare, qui abolit complètement les fonctions des extrémités nerveuses motrices, sans changer profondément la structure des éléments, puisque le poison éliminé, la paralysie cesse. C'est déjà beaucoup d'avoir une notion précise sur le siége de la lésion.

Les muscles et les nerfs de l'œil, qui sont aussi superficiels que le radial et ses muscles, peuvent probablement être atteints par le froid de la même manière.

Mais il est impossible de le vérifier expérimentalement, puisque les nerfs moteurs de l'œil ne sont pas des nerfs mixtes, et qu'on ne peut pas provoquer d'action réflexe.

Le pronostic des paralysies *a frigore* est assez variable. On trouvera parmi les observations, des guérisons surprenantes de rapidité. D'autres paralysies, au contraire, résistent fort longtemps au traitement.

On peut se rendre compte, jusqu'à un certain point, de ces différences, si l'on admet la compression du nerf comme cause de la paralysie. La compression par gonflement périostique inflammatoire ou autre, est-elle peu durable ou peu intense, il y a seulement difficulté générale dans la transmission de l'influx nerveux sans trouble nutritif sérieux des tubes nerveux. La guérison peut être très-rapide par la stimulation du nerf.

Le tronc nerveux, au contraire, est-il atteint dans sa nutrition, les tubes nerveux dégénèrent comme après une section expérimentale, et la guérison, si elle se produit, demandera des mois, il faudra attendre la régénération des tubes nerveux détruits.

Il existe très-probablement une série de cas mixtes, où un certain nombre de tubes dégénèrent, encombrent le névrilème des produits de leur dégénérescence, et gênent l'action des tubes restés sains. Si l'on active la résorption des produits de régression, si l'on réveille l'activité des tubes comprimés, la guérison fait rapidement de grands progrès, et ne se complète que plus tard, après la régénération des tubes détruits.

Dans l'observation de M. Vulpian, la durée de la paralysie a été longue et la guérison est restée incomplète après deux mois de traitement électrique. C'est un autre élément introduit dans la question. Il semble indiquer que parmi les paralysies à longue durée, il faut ranger la paralysie des extrémités périphériques des nerfs moteurs, les paralysies *curariformes*, si l'on peut ainsi les appeler.

Les symptômes tirés de l'excitabilité musculaire par les courants continus ou interrompus, offrent des éléments importants, pour le pronostic des paralysies musculaires des membres ou de la face. Pour les paralysies de l'œil, on est privé de cette source de renseignements, car on n'emploie pas les courants interrompus, à cause des phosphènes qu'ils provoquent à chaque interruption du courant, et en outre ces courants ne donnent lieu, ni à l'état normal, ni à l'état pathologique, à des contractions évidentes des muscles oculaires (Duchenne de Boulogne).

Les courants continus employés avec le petit nombre d'éléments que la prudence et l'utilité conseillent, sont insuffisants pour produire des contractions dans les muscles moteurs de l'œil.

On répète que dans la paralysie faciale, par exemple, il est bon d'employer les courants qui excitent des contractions musculaires, et de passer des courants interrompus aux courants continus, selon le cas ; on attribue à cette pratique des avantages marqués.

Dans les paralysies oculaires, on ne peut guère employer que les courants continus, et l'on ne peut pas faire contracter le muscle paralysé ; cependant, la guérison peut être obtenue souvent assez rapidement. Ce n'est donc pas une condition indispensable à la réussite, que de faire faire au muscle paralysé la gymnastique électrique, que l'on recherche par ces choix du courant.

Je dois à la gracieuse libéralité de M. le Dr Giraud-Teulon, un grand nombre d'observations inédites du plus haut intérêt ; qu'il me permette de lui en témoigner ici toute ma reconnaissance.

Observations de paralysies a frigore.

Obs. 1 (M. Giraud-Teulon, inédite).—Paralysie rhumatismale complète de la troisième paire, puis de la sixième. — Datant de cinq semaines. Traitement par les courants ascendants. Guérison.— Dès la première application le ptosis diminue. Durée : huit à dix séances. La paralysie de la sixième paire survient l'année suivante. Dix séances de courants ascendants. Guérison très-avancée, se complétant plus tard sans autre traitement.

Le 7 décembre 1866, Mlle B... nous est adressée par le Dr Costilhes ; cette demoiselle a 42 ans et présente de la diplopie symptomatique d'une paralysie complète de la troisième paire droite, datant de cinq semaines. La mydriase avait commencé un peu plustôt. Il existe (examen ophthalmoscopique) un petit arc staphylomateux postérieur et la papille paraît en voie d'atrophie.

Cette personne est en proie à une grande mobilité nerveuse. La cause de cet état demeure obscure.

Les courants continus ascendants font merveille. En une première séance le ptosis est manifestement diminué ; après quelques huit ou dix applications, la diplopie a disparu.

Le 20 juin 1867, la malade reparaît. Il y a eu une nouvelle attaque de diplopie ; mais cette fois c'est la sixième paire droite que frappe la paralysie.

Les courants continus ont eu un effet *presque* aussi bon que la première fois ; cependant leur résultat au bout de 10 jours laissait encore quelque chose à désirer. La campagne a presque parfait la guérison comme nous avons pu nous en apercevoir six semaines plus tard.

Boucheron. 3

Obs. 2 (M. Giraud-Teulon, inédite). — Parésie rhumatismale de la troisième paire. Diplopie. Insuffisance des droits internes. Bons effets des
courants continus. Dix séances d'électrisation firent disparaître la diplopie. La ténotomie d'un droit externe corrigea en partie l'insuffisance.

N..., 52 ans, se présente à la Clinique le 14 septembre 1866, il
accuse de la diplopie par instants avec troubles asthénopiques.

Analysé, cet état se trouve être une insuffisance des droits internes, suite de paralysie rhumatismale ; myopie apparente de un
trente-sixième, parésie de l'oblique inférieur.

L'administration des bains de vapeurs contre l'affection rhumatismale, l'application des courants continus ascendants répétés
une dizaine de jours, suivant la méthode de Bénédikt, triomphent
de toute diplopie.

Il reste de l'insuffisance des droits internes amenant de l'asthénopie dans le travail rapproché (confection de formes pour la
chaussure de luxe).

La ténotomie du droit externe gauche corrige en grande partie
cette insuffisance.

Ce malade a été présenté à M. de Græfe.

Obs. 3 (Erb. d'Heildeberg). — Archiv of ophthal. and otology, vol. II,
1872. Paralysie rhumatismale du muscle droit externe.

Jean V..., âgé de 27 ans, m'est adressé par le professeur Knapp,
le 12 mars 1867, pour une paralysie soudaine, avec images doubles, survenue le 6 mars, sous l'influence du froid. Il y eut un
commencement de douleurs de tête. En ce moment existe une paralysie complète du moteur oculaire *externe* droit, sans autres anomalies. Tous les autres mouvements de l'œil sont normaux. Traitement galvanique avec 12 éléments de Stœhrer, pôle positif sur le
cou, pôle négatif promené sur la tempe droite et sur les paupières
fermées. Cette application donne lieu à une faible sensation de
brûlure. *Immédiatement après, les mouvements de l'œil sont un peu
plus étendus en dehors.* Avec ce traitement quotidien, le pouvoir
excursif de l'œil augmente manifestement. En même temps les
images doubles se rapprochent, ce qui est surtout évident après
chaque séance. Après quatorze séances, ce malade est renvoyé
guéri le 28 mars.

Obs. 4 (Erb.). — Paralysie rhumatismale du moteur oculaire externe.

François Kartz, 34 ans, mécanicien de chemin de fer, envoyé
par le professeur Becker, se plaint depuis dix jours d'une diplopie
résultant probablement du froid. Il y a paralysie du muscle abducteur droit, la pupille ne peut pas dépasser la ligne médiane.
Traitement : 8 éléments de Stœhrer, courant à travers les tempes,
électrisation du sympathique au cou, application du pôle négatif
sur toute la région du muscle droit externe, le pôle positif étant
placé sur le côté gauche du cou. Immédiatement après le malade
peut porter son œil un peu plus en dehors. Après quatre séances,

les images doubles sont très-rapprochées, l'œil se tourne presque
tout à fait vers l'angle externe. Après dix séances quotidiennes le
malade est renvoyé guéri.

Obs. 5 (Erb.). — Paralysie rhumatismale du muscle droit externe.

M. E..., 40 ans. Vint de la part de M. le professeur Becker, se
confier à mes soins, le 22 août 1870, pour une diplopie dépendant
du froid, datant de deux jours. Au premier examen, on trouva seulement une parésie du muscle droit externe du côté gauche, les
images doubles se montrent à gauche à une faible distance de la
ligne médiane, aucun autre muscle de l'œil n'est atteint, rien aux
autres nerfs crâniens. Santé générale bonne. Le traitement galvanique est employé comme d'ordinaire.

25 août. Paralysie complète, l'œil ne peut pas dépasser la ligne
médiane en se portant en dehors. Avec un objet placé à un pied,
les images doubles commencent déjà à six pouces de la ligne médiane.

2 septembre. Les douze premières séances d'électrisation n'ont
pas donné d'amélioration appréciable. L'iodure de potassium est
prescrit, et le traitement galvanique interrompu jusqu'au 12 septembre. A cette époque une légère amélioration s'est produite et
l'électrisation est recommencée. Une amélioration apparente dans
les mouvements se montre après chaque séance, pour disparaître
bientôt.

20 septembre. Amélioration évidente. L'œil se meut en dehors
jusqu'à la commissure externe; avant la séance les images doubles commencent à deux pouces et demi, à droite, de la ligne médiane, après la séance seulement à un pouce à droite. La vision
est considérablement améliorée.

20 octobre. L'amélioration est bien évidente pour les mouvements du globe qui se porte presque jusqu'à l'angle externe, mais
les images doubles commencent encore à apparaître à droite de la
ligne médiane.

15 novembre. Mouvements normaux, diplopie ne commence
qu'à deux pouces à gauche de la ligne médiane.

La guérison est complète seulement à la fin de décembre, après
cinquante séances d'électrisation.

Obs. 6 (Driver). (Archiv of ophthalmology and otology, vol. III, 1873).
— Parésie du muscle droit externe du côté droit.

Philippe F...., 59 ans, commença à se faire soigner le 7 janvier 1870. D'une bonne santé jusqu'ici, il se plaint depuis six
mois d'avoir l'ouïe défectueuse, sans cause connue. Pas de maux
de tête, seulement quelques vertiges depuis quatre semaines. La
tête est pesante et comme serrée par un lien. Depuis trois semaines il y a de la diplopie, surtout quand il regarde à droite.

Le malade est assez décrépit. On lui trouve une *paralysie du
droit externe* du côté droit, avec de doubles images à partir de la
ligne médiane; et pour les oreilles on constate une hyperesthésie
du nerf auditif des deux côtés, un peu plus développée à gauche.

Pas d'autre anomalie. Les autres nerfs crâniens sont normaux. La santé générale assez bonne.

Le traitement est ainsi dirigé : un courant constant traverse les tempes et la région antérieure de l'oreille, le pôle négatif étant promené sur la région du droit externe. *Immédiatement après la séance une amélioration considérable est produite.* La diplopie n'apparaît plus qu'à une certaine distance, en dehors de la ligne médiane. Ensuite on fait passer le courant à travers les deux oreilles, en diminuant graduellement le courant. *Immédiatement les bourdonnements disparaissent.* Le patient sent sa tête parfaitement libre, et les vertiges ont disparu.

8 janvier. L'amélioration de la paralysie a disparu ; les bruits dans les oreilles sont plus faibles, la tête plus libre. Seconde séance. Immédiatement après, amélioration évidente de la paralysie, et disparition du bruit.

On continua de même. Le malade déclarait que l'amélioration durait un jour entier, mais toujours le lendemain les symptômes reparaissaient.

20 janvier. La parésie de l'abducteur de l'œil est décidément diminuée. Une expérience répétée montre que l'amélioration momentanée ne se produit pas si ce courant passe à travers les paupières. Elle reparaît si le pôle négatif est appliqué sur l'œil lui-même. Le bruit dans les oreilles a décidément diminué, et ne revient plus que de temps en temps. Ce jour n'est que le dixième jour du traitement.

31 janvier. Les images doubles ont presque disparu. Bruit très-faible dans les oreilles. Quelques vertiges. 19ᵉ séance.

Le traitement continue dans ces conditions jusqu'à la fin de 1870. Il y eut 44 séances.

Le 31 mars. Le traitement est interrompu. La diplopie a presque disparu. Elle ne trouble plus le malade, ni en travaillant, ni en marchant. Les images doubles n'apparaissent plus que tout à fait à droite de la ligne médiane. Les bruits dans les oreilles ont aussi disparu. Ils reviennent cependant de temps en temps dans l'oreille gauche. Il existe encore dans l'oreille gauche un faible degré d'hyperesthésie.

Obs. 7 (M. Giraud-Teulon, inédite). — Contracture paralytiqne de l'orbiculaire. Cause rhumatismale probable. Cas remarquable. Guérison par les courants. — Traitée inutilement par les vésicatoires répétés 4 ou 5 fois pendant quinze jours. — Application des courants. Amélioration graduelle en quinze jours. Guérison définitive peu après.

André J..., 6 ans. 1ᵉʳ décembre 1867.

Enfant très-faible, vif, mais chez lequel le système nerveux est évidemment impressionnable.

Je suis appelé auprès de lui pour un œdème légèrement inflammatoire de la paupière droite supérieure, avec un peu de conjonctivite palpébrale.

Mais l'enfant présente un aspect très-singulier : l'orbiculaire droit ne ferme qu'imparfaitement la paupière dans son angle externe ; par contre, à l'angle interne existe un pli vertical de la peau, rappelant l'épicanthus, et qui révèle le tendon de l'orbiculaire. Il semble qu'il y ait là *contracture du muscle de Horner et des fibres internes profondes de l'orbiculaire.*

Rien du côté des voies lacrymales.

Je diagnostique une paralysie légère et superficielle des nerfs de l'orbiculaire (branches du facial dans la région externe, et contracture réelle ou apparente (c'est-à-dire par rupture d'équilibre) des fibres horizontales de la région interne du même muscle. L'origine semblerait rhumatismale : la rigueur de la saison permet de le penser.

Je propose les courants continus qui ne sont pas acceptés.

Je me rabats sur la médication usuelle, locale, dérivative ; petits vésicatoires volants derrière l'oreille.

Trois jours, après l'œil gauche prend la même apparence que le premier, quoiqu'à un plus faible degré. Les vésicatoires, répétés quatre ou cinq fois, n'amènent pas grande amélioration. Aussi, le 15 décembre on commence les courants continus ; l'amélioration se montre, mais lentement, très-graduée ; il n'y a plus de ces effets saisissants, comme on en observe parfois. Cependant, le 30 décembre, les yeux sont très-ouverts ; plus de traces de pli interne, mais encore un peu d'ouverture dans la région externe. Les courants ont été alternants.

Dans les premiers jours de janvier, l'enfant est tout à fait rétabli.

Obs. 8 (M. Giraud-Teulon, inédite). — Paralysie faciale droite d'origine rhumatismale. Guérison en un mois. — Traitement par les vésicatoires, les bains de vapeurs, l'iodure de potassium sans résultats. —Courants ascendants (8 à 12 éléments). En trois séances, occlusion des paupières. Guérison très-avancée en vingt jours, complète en un mois.

H....., 18 ans, commerçant, faubourg Saint-Honoré, n° 59, se présente à la Clinique le 5 avril, présentant les symptômes d'une paralysie faciale légère, et seulement externe à droite : la cause en est l'exposition prolongée à l'air froid, le corps étant en sueur ; pas d'antécédents rhumatismaux, ni du côté du malade, ni du côté de ses parents. La paralysie date de huit jours, et, au dire du malade, paraît stationnaire. Pas de douleurs antérieures.

Quand le malade veut fermer les paupières, il n'arrive à les rapprocher qu'avec un intervalle de 4 millim. environ. La peau du front ne se plisse plus ; la peau de la joue est flasque ; il y a du larmoiement (muscle de Horner).

On prescrit l'application d'un vésicatoire derrière l'oreille, des bains de vapeurs, de l'iodure de potasssium à l'intérieur.

Nul effet apparent ne suit l'emploi de ces moyens.

Le 5 avril on fait une première application du courant continu, suivant la méthode de Bénédikt (huit à douze couples, 1 minute environ), courant ascendant.

Le 7 avril, après la troisième application du courant, l'occlusion des paupières se fait complètement, immédiatement après la séance ; la commissure se meut aussi très-sensiblement.

Le 24 avril, après des applications répétées de un à deux jours d'intervalle, la guérison est à très-peu près complète. Les paupières se joignent aisément ; on constate cependant encore un peu de paresse du muscle de Horner.

Dans les premiers jours de mai, le malade est complètement rétabli.

Quelques jours après survient une attaque de rhumatisme articulaire, sans retentissement du côté du nerf facial.

Obs. 9 (M. Giraud-Teulon, inédite). — Paralysie *a frigore* de la septième paire gauche datant de deux mois. — Courants ascendants (16 éléments Remak). Amélioration immédiate après la première séance. Guérison complète après deux mois et demi.

2 décembre 1869. Henriette B...., 35 ans, se présente avec une *paralysie incomplète de la 7e paire* à gauche (symptômes : épiphora, impossibilité de fermer les paupières, la commissure de la bouche tirée à droite, etc.). La maladie date de deux mois, et est attribuée à un refroidissement.

Le même jour, première application de courants ascendants : pôle positif promené sur les parties paralysées, pôle négatif au front : 16 éléments de Remak. Amélioration immédiate. Dès le lendemain l'épiphora avait disparu.

Le 15 février 1870, la guérison est complète. Les courants ont été appliqués généralement, le pôle positif sur les extrémités périphériques du nerf, le pôle négatif devant l'oreille. Ascendants.

Obs. 10 (Giraud-Teulon, inédite). — Paralysie de la septième paire *a frigore*, datant de huit à dix jours. — Courants continus ascendants. Guérison en huit séances.

Mme L. M.... se présente à notre consultation le 11 décembre 1871 ; elle est atteinte d'épiphora à droite. Nous injectons le canal nasal avec la seringue d'Anel : l'eau passe parfaitement. Pendant que nous recherchons la cause de cette anomalie, la malade, venant à sourire, nous présente une physionomie contournée, la bouche est tirée à gauche, les deux côtés de la face sont très-inégalement ridés. Ordonnant à la malade de fermer les yeux, dans l'O. D., les paupières n'arrivent pas au contact. Nous sommes manifestement en présence d'une paralysie incomplète de la 7e paire, caractérisée particulièrement par la parésie du muscle de Horner. La luette est dans sa position normale, la langue a tous ses mouvements.

Cet état, dont la malade ne nous parlait pas, et qui cependant avait frappé sa famille, date de huit à dix jours, et on l'attribue à un refroidissement ; la date concorde en effet avec les grands froids de fin novembre et commencement de décembre.

Mme M.... est en effet très-bien portante d'ailleurs, ainsi que son mari et ses deux filles qui l'accompagnent.

Les courants continus ascendants, sur le trajet du facial, appliqués 8 fois, 5 minutes chaque fois, du 11 au 26 décembre, ont rétabli complètement l'harmonie du visage, la fermeture des paupières, et l'écoulement régulier des larmes.

II. — *Paralysies syphilitiques.*

PATHOGÉNIE.

On peut diviser les paralysies syphilitiques en deux groupes : les paralysies précoces, et les paralysies tardives.

On sait qu'à une époque peu avancée de l'évolution de la syphilis, existent des névralgies et des paralysies diverses, qui sont contemporaines des accidents secondaires, ou surviennent peu après. Les nerfs moteurs de l'œil sont assez souvent atteints dans ces circonstances, et les paralysies syphilitiques précoces des muscles oculaires comptent pour un grand nombre dans les paralysies de l'œil en général.

On discute encore sur la cause intime de ces paralysies syphilitiques précoces : les nerfs sont-ils atteints directement par le mal, ou bien sont-ils soumis à une compression des tissus voisins modifiés par la syphilis?

Si l'on se souvient que les périostites et les périchondrites sont fréquentes dans la période secondaire, comme l'admettent tous les syphiligraphes actuels (et M. Fournier, entre autres, y insiste fortement); si d'autre part, on considère que les paralysies rhumatismales du facial, par exemple, sont causées souvent par des périostites ou des gonflements du périoste dans le canal osseux que traverse le nerf ; on sera frappé de l'analogie qui existe entre ces deux espèces de paralysies périphériques. Les nerfs moteurs de l'œil, en rapport avec des surfaces osseuses à la base du crâne et dans la fente sphénoïdale, seront facilement comprimés par ces gonflements périostiques, inflammatoires ou spécifiques, et une paralysie sera produite par une lésion qui passerait inaperçue, si elle ne se trouvait sur le trajet d'un nerf. Le pronostic de cette paralysie dépendra de deux facteurs. Le premier sera la forme, le volume, l'étendue de la périostite qui peut enserrer le nerf dans un anneau inextensible ; et aussi la durée de cette lésion qui prolonge l'action de la cause. Le second facteur sera l'état des tubes nerveux eux-mêmes, s'ils ont subi une faible compression capable seulement d'interrompre les fonctions du nerf, sans intéresser profondément la structure des éléments, la guérison sera rapide, et l'électricité, en réveillant l'excitabilité du nerf, favorisera le prompt retour à l'état normal. Si au contraire la compression a été forte, les tubes nerveux, atteints dans leur vitalité, dégénéreront en nombre plus ou moins grand, et la paralysie sera d'une longue durée, jusqu'à la régénération des tubes nerveux détruits.

Dans tous ces cas de compressions relativement lentes des nerfs, la clinique nous offre des exemples de restaurations des fonctions, après un temps quelquefois considérable, surtout *chez les jeunes sujets*. Ainsi, nous tenons de notre excellent maître M. Jules Simon, médecin à l'hôpital des Enfants, que des paraplégies presque complètes, survenant dans le mal de Pott, par compression de la moelle, guérissent souvent, malgré le pronostic défavorable qu'on serait tenté de porter. Que se passe-t-il, dans ce cas, au point de vue anatomique ? on ne le sait pas exactement. Mais étant donnée la résistance considérable des nerfs à la compression, vérifiée expérimentalement par M. Chapoy (1), dans le laboratoire de M. Vulpian, et le rétablissement des fonctions après la cessation de la cause, si *elle n'a*

(1) Chapoy. Paralysie radiale. Thèse de Paris, 1874.

pas été trop énergique; les faits cliniques de compression longue, suivie de guérison, comme dans le mal de Pott, doivent nous faire penser que les lésions des nerfs, dans ces cas, ne sont pas définitives et irrémédiables, et que la persévérance dans un traitement bien dirigé peut abréger la durée de l'affection.

Quant aux paralysies syphilitiques dépendant d'une *atteinte directe de la syphilis* sur le nerf, elles nous paraissent démontrées directement, par l'examen ophthalmoscopique des névrites du nerf optique. On trouve, en effet, des névrites optiques syphilitiques, dans lesquelles on voit. à l'ophthalmoscope, un trouble évident dans l'aspect et la configuration du tissu propre du nerf. S'il existe des névrites spécifiques du nerf optique, il est probable qu'il doit en exister aussi des autres nerfs, et des nerfs moteurs de l'œil en particulier. Cette démonstration, *de visu*, des modifications d'un nerf pendant la vie, est un des nombreux exemples de l'utilité de l'application de l'ophthalmoscope à la pathologie générale. Les névrites optiques, d'origine syphilitique, sont, parmi les cas de ce genre, les plus sensibles à l'action thérapeutique; quoiqu'elles soient généralement graves.

Mais, n'y a-t-il pas pour la syphilis des cas de paralysie des nerfs moteurs, relevant d'une modification spéciale des extrémités nerveuses périphériques, comme nous en avons signalé d'après M. Vulpian, pour les paralysies *a frigore?* Il serait possible que la syphilis rendît les extrémités périphériques des nerfs moteurs, plus sensibles à l'action du froid, et que chez un syphilitique une véritable paralysie *a frigore* fût constituée. Ce qui confondrait en une seule classe ces deux groupes d'affections syphilitiques. Cette vue est tout à fait hypothétique; cependant, dans la clinique, on trouve des cas de ce genre. Ainsi, chez un malade qui présenta des accidents syphilitiques, vingt ans auparavant, M. Giraud-Teulon observa une paralysie des nerfs moteurs de l'œil, qui se comporta comme une vulgaire paralysie *a frigore*, et guérit rapidement sous l'influence de l'électricité, avant que le traitement spécifique, employé en même temps, ait eu le temps de modifier sérieusement l'économie. On reste dans le doute sur la nature d'une telle paralysie, le terrain est peut-être syphilitique, mais une paralysie bénigne dans la période tertiaire de la syphilis, et réellement due à l'influence syphilitique, n'est pas chose commune. L'hypothèse présentée plus haut pourrait jusqu'à un certain point donner l'explication de ce fait.

L'observation suivante est un exemple remarquable d'un fait de ce genre.

Obs. 11 (communiquée par M. Giraud-Teulon). — Paralysie spécifique incomplète de la troisième et de la quatrième paire droite. — Bonne influence des courants continus. — Accidents spécifiques en 1848. Syphilis héréditaire sur une fille de 12 ans. Paralysie datant de deux mois. Sirop de Gibert et courants ascendants. En quatre séances, plus de diplopie pendant la marche.

Le 5 avril 1867, Cast., menuisier, 46 ans, se présenta à la clinique. Il accuse une diplopie binoculaire dans le champ gauche de la vision.

Les images sont croisées, le strabisme divergent : la paralysie siége donc sur la troisième paire droite, en outre, en baissant l'objet, l'image de l'œil droit devient plus basse, mais change de côté (images homonymes) strabisme convergent relatif ; parmi les muscles du mouvement en bas, c'est donc le droit inférieur qui conserve son action, il y a donc paralysie ou au moins parésie de l'oblique supérieur.

Pas de mydriase, très-légère paresse de l'accommodation.

Ces accidents remontent à deux mois.

Antécédents spécifiques non douteux en 1848, il a une fille de 12 ans, qui porte les marques de la syphilis héréditaire.

On lui prescrit du sirop de Gibert.

On applique le courant continu ascendant, 8 avril, quatrième application. Soulagement très-notable. Le malade ne voit plus les marches des escaliers doubles, ni de travers en descendant.

Il ne revient plus, guéri sans doute de sa diplopie.

Il est fâcheux que cette observation ne soit pas très-complète, elle n'en montre pas moins qu'une paralysie portant sur plusieurs nerfs, datant de deux mois, sur un sujet syphilitique avéré, peut être modifiée instantanément par l'électricité, sans le secours effectif du traitement spécifique.

J'insiste assez longuement sur ces explications théoriques de pathogénie ; sans d'ailleurs y attacher une importance excessive, et surtout sans les considérer comme définitives ; mais elles servent à mieux comprendre les effets presque mystérieux de l'agent que nous étudions, en attendant qu'on possède la véritable théorie de son action. N'a-t-on pas fait les plus belles découvertes sur l'électricité à l'aide d'une théorie reconnue fausse ! Nous verrons bientôt que la plupart des théories émises jusqu'ici pour expliquer l'action des courants sur les tissus vivants sous inexactes, et cependant on a obtenu d'excellents effets de l'emploi de ces courants.

Les paralysies syphilitiques *tardives* sont généralement graves, elles dépendent de la présence de néoplasmes dans l'intérieur du crâne. Ou bien il s'agit de périostoses, ou d'exostoses de la base du crâne, ou encore de tumeurs gommeuses de l'encéphale et de ses enveloppes. L'ophthalmoscope révèle l'existence d'une névrite optique concomitante.

On est souvent embarrassé, en face d'un cas clinique, pour décider si la névrite optique indique une névrite des nerfs moteurs et une paralysie consécutive des muscles, ou bien si la névrite optique coïncidant avec des paralysies musculaires, prouve seulement l'existence d'une tumeur intra-crânienne. Celle-ci comprimerait alors les

nerfs moteurs et provoquerait, dans les deux nerfs optiques, une névrite, soit par augmentation de la pression intra-crânienne, soit par épanchement séreux dans
la gaîne du nerf optique, soit autrement. Cette dernière éventualité, l'existence d'une tumeur intra-crânienne seule, donnant lieu à la paralysie musculaire et
à la névrite optique, est le cas le plus commun. Le diagnostic est facilité par la recherche des symptômes de
tumeur cérébrale, et surtout par le *vomissement*, car le
vertige peut dépendre de la diplopie, c'est un vertige
oculaire; et les douleurs de tête ne sont pas rares
dans la syphilis sans tumeur cérébrale. Une périostite de la base du crâne et les douleurs ostéocopes coïn-
cidantes, peuvent très-bien donner le change sur la
véritable nature de la céphalée. On voit que ce diagnostic est assez épineux.

Au point de vue thérapeutique, ces cas offrent peu
d'espoir. Les néoplasmes intra-crâniens pourront se résorber avec le traitement spécifique, mais les nerfs au-
ront été trop compromis pour reprendre leurs fonctions en totalité. Peut-être qu'un *long* traitement spécifique et électrique améliorerait ces malades, mais ces
malheureux ont rarement la constance de suivre les
conseils d'un seul médecin; ils promènent leur infirmité d'un praticien à un autre, en passant par les som-
nambules et les guérisseurs, modifiant sans cesse le
traitement, jusqu'à ce que la paralysie soit définitive et
l'incurabilité absolue.

Observations de paralysies syphilitiques.

Obs. 12 (M. Giraud-Teulon, inédite). — Paralysie complète du moteur
oculaire commun. Origine spécifique. Guérison en cinq séances.
—Traitement spécifique mixte et vésicatoires volants répétés presque
sans résultat. Après cinq semaines, courants continus (8 éléments).
Amélioration surprenante dès la première séance. Guérison complète
en cinq séances.

Le 26 décembre 1865, Mlle L...., âgée de 64 ans, est adressée
à notre clinique par le Dr Hergault (de Boulogne) ; elle présente
une paralysie *complète* de la troisième paire du côté gauche datant
de onze jours.

On remarque à la lèvre supérieure une ulcération à bords taillés
à pic, grisâtre au fond et en tout semblable à une ulcération spécifique primitive. Les antécédents syphilitiques sont avoués. Il
y a douze ans, la malade a éprouvé une paralysie de la troisième
paire complète à gauche.

Aujourd'hui la pupille ne dépasse pas le plan vertical du globe.

La malade est immédiatement soumise au traitement antispé-
cifique mixte (mercuriaux, associés à l'iodure de potassium), on
prescrit un petit vésicatoire volant appliqué sur la tempe tous les
cinq jours.

Au bout de quatre à cinq semaines, on constate une légère amélioration, la paupière supérieure se relève un peu, les paupières
s'entr'ouvrent.

Le 5 février, on applique, pour la première fois, le courant continu (pôle cuivre à la périphérie orbitaire, pôle zinc au front et à
la nuque).

On constate au bout de moins *d'une minute* une amélioration
surprenante ; la paupière supérieure se relève tout à fait, le globe
oculaire se porte au dedans de près d'une ligne.

Après cinq applications de même durée, à vingt-quatre heures
l'une de l'autre (les deux dernières avec 16 couples), les mouvements en dedans, en haut et en bas, sont entièrement revenus. Le
résultat est complet. Plus d'images doubles dans aucun sens. La
malade n'a jamais rien ressenti pendant les applications, si ce
n'est un peu de fraîcheur autour de l'œil.

Obs. 13 (M. Giraud-Teulon, inédite). — Paralysie incomplète spécifique
de la troisième paire. Guérison remarquable. —Traitement spécifique
mixte, en même temps que courants continus. Résultats très-rapides.
—Après une minute d'application, la paralysie cesse. A la deuxième
séance, plus de ptosis, ni de mydriase, ni de parésie accommodative.
Guérison rapide.

M. M..., 30 ans, nous est adressé le 18 mai 1867, par M. le
Dr Guérard, membre de l'Académie de médecine. Il présente une
paralysie incomplète de la troisième paire droite d'origine récente.
Les muscles affectés sont le droit interne complètement, le droit
supérieur un peu moins, l'élévateur de la paupière supérieure et
le muscle ciliaire.

Le malade reconnaît avoir eu la vérole.

Après avoir prescrit la reprise du traitement mercuriel et ioduré, nous recourons aux courants continus.

Après une minute d'application du courant ascendant, le droit interne recouvre entièrement ses mouvements : le droit supérieur et le releveur palpébral à un bien moindre degré.

20 mai. Les résultats se sont maintenus. Nouvelle application : disparition du ptosis, de la mydriase et de la parésie accommodative. Il ne reste plus que la parésie du droit supérieur.

Le 22. Troisième application, continuation des bons effets. Il ne reste plus de diplopie que vers 25 à 30 degrés en haut.

1er juillet. Après quelques autres applications plus éloignées les unes des autres, et une absence de trois semaines, l'état est tout à fait satisfaisant ; il n'y a plus traces de doubles images en aucune direction du champ visuel.

Obs. 14 (M. Giraud-Teulon). — Paralysie de l'accommodation. Origine spécifique. Guérison en dix séances. — La mydriase concomitante, datant d'un an et demi, n'est pas modifiée.

M. B..., 29 ans, officier de ligne, adressé par le Dr Garreau, médecin principal de l'armée, affecté de mydriase à droite, avec une légère trace d'iritis à gauche, datant de un an et demi. La cause en est probablement spécifique, le malade ayant eu des antécédents.

Le 4 novembre 1867, l'accommodation est paralysée et secourue au moyen de + 12 à droite et + 20 à gauche.

Après dix jours d'application du courant continu ascendant, la lecture a lieu facilement avec + 24 à droite, O à gauche.

Les yeux du malade sont emmétropes.

Le malade, obligé de partir, n'a pas été suivi.

Il n'a été fait rien autre chose.

La mydriase n'a pas été amendée et seul le muscle ciliaire a subi les effets du courant, l'iris n'y a point pris part.

Obs. 15 (M. Giraud-Teulon, inédite). — Paralysie partielle de la troisième paire gauche, puis de la troisième droite. — Origine spécifique probable. — Diplopie diminuée de moitié dans une séance de dix minutes. Guérison après la deuxième séance. — Diplopie par paralysie de l'autre œil guérie aussi par deux applications.

Dr J... est atteint d'une diplopie d'origine probablement spécifique, l'image de l'œil gauche, notablement plus basse, la diplopie est croisée. Le droit inférieur de ce côté est donc le siége de la paralysie.

Une application de dix minutes du courant continu de Daniell, ascendant, amène des effets excellents. La diplopie diminue de moitié.

Elle a disparu le surlendemain à la suite d'une seconde application ; mais elle est remplacée par une diplopie croisée horizontale, s'accroissant dans le mouvement à gauche (paralysie du *droit interne du côté droit.*

Deux nouvelles applications de courants continus la font disparaître. Le malade n'a pas été revu.

Obs. 16 (M. Giraud-Teulon, inédite). — Paralysie complète de l'accommodation. Mydriase. Antécédents spécifiques. Bons résultats avec une seule application des courants.

1866.— P..., 32 ans, employé de commerce, se présente à notre clinique, accusant des troubles de la vue.

Il offre une hypermétropie manifeste de 1/24, et une paralysie complète de l'accommodation, avec mydriase.

Antécédents spécifiques non-douteux.

Une seule application du courant continu rapproche le punctum proximum à 2 pieds ou 24 pouces.

Le malade n'a pas reparu.

Obs. 17 (M. Giraud-Teulon, inédite). — Paralysie complète du droit externe droit de cause indéterminée chez un syphilitique, datant de six mois. Traitement : sirop de Gibert pendant six semaines sans résultat. Courants continus ascendants, trois fois par semaine, amélioration graduelle. Guérison de la diplopie après deux mois.—Strabisme convergent par rétraction de l'antagoniste.

B... (Charles), 52 ans, affecté de paralysie complète du droit externe du côté droit, est venu à la fin d'août nous consulter à la clinique. Il était tourmenté, depuis le mois de juin, par de la diplopie qui était survenue spontanément. L'élément causal nous manquait au fond ; il avait eu la syphilis il y a 25 ans, mais rien depuis. Nous avons essayé sur lui le traitement mixte au sirop de Gibert. Il l'a suivi très-régulièrement pendant six semaines, sans aucun résultat.

Revenu nous voir en novembre, il est dans le même état : il est fort troublé par la diplopie et le vertige quand il essaie de fermer l'œil gauche ; il éprouve des troubles nerveux et des douleurs de tête.

Les deux yeux sont égaux, emmétropes, et des deux côtés l'acuité $= I$.

Les courants continus appliqués trois fois par semaine pendant un mois, dans le sens ascendant, cinq minutes chaque fois, ont triomphé graduellement de la diplopie. Nous l'avons vu guéri fin décembre ; plus de doubles images, même aux limites droites du champ de la vision.

Cependant, au bout de quelques semaines de suspension, il est venu s'offrir à nous avec un strabisme, mais sans diplopie et avec conservation de tous les mouvements isolés ou associés.

L'influx nerveux a donc été rétabli dans son intégrité primitive ; mais les six mois de durée de la maladie avaient sans doute amené une insuffisance secondaire dans la proportionnalité des longueurs musculaires. Nous ne doutons pas qu'une opération de strabotomie ne restitue une régularité complète si le malade se décide à s'y soumettre.

III. *Paralysie des muscles de l'œil succédant à des angines simples ou diphthéritiques, et à d'autres maladies aiguës. Paralysies amyosthéniques de Gubler.*

Ces paralysies ne sont pas très-fréquentes et surtout ne sont pas recherchées; on fait remonter rarement à cette cause les paralysies d'origine douteuse. Il faut ajouter aussi que, si la paralysie survient peu de temps après une angine diphthéritique bien nette, après une fièvre typhoïde, une pneumonie grave, on n'éprouve pas de difficulté à rattacher à la maladie récente la paralysie que l'on voit éclater; il n'en est pas de même quand on ne trouve, en face d'une paralysie, d'autres anamnestiques qu'une angine, dont on n'a pas suivi l'évolution et dont le caractère spécial peut avoir échappé. Le doute est bien permis alors.

Des cliniciens émérites et d'une compétence absolue, ont établi l'existence de paralysies diverses après des angines simples et sans gravité; quelques paralysies des muscles de l'œil ont été signalées dans ces conditions, sont surtout des paralysies de l'accommodation; avec ou sans mydriase. Mais on a peu publié d'observations sous cette rubrique. Il me sera par conséquent difficile de m'étendre sur ce sujet. Je donnerai plus loin la relation d'un fait de paralysie de l'accommodation après une angine diphthéritique, guérie par quelques séances d'électrisation.

Je n'ai rien à dire de spécial ni de nouveau sur ces paralysies, dont on a placé le siége tantôt dans les muscles, tantôt dans les filets nerveux, tantôt dans la moelle. La question n'est pas encore vidée.

Le pronostic de ces paralysies est favorable dans la

grande majorité des cas ; et l'emploi de l'électricité est indiqué avec les toniques, dans le traitement de ces paralysies.

Obs. 18 (Gazette des hôpitaux, 5 mars 1874). — Cas de paralysie de l'accommodation de l'œil, suite d'angine diphthéritique, par le Dr Camuset.

En 1871, je fus consulté par une jeune femme, Mme N... qui présentait des phénomènes évidents d'asthénopie liés à une hypermétropie légère, H $\frac{1}{48}$. Je lui prescrivis, pour lire et coudre, les lunettes appropriées à son état de réfraction.

Dans les premiers jours de juin, cette année, elle revint me trouver, conduite par sa vieille bonne, et manifesta les craintes les plus vives de perdre la vue. « Depuis un mois, me dit-elle, ma vue va en s'affaiblissant, et aujourd'hui j'en suis à ne povoir reconnaître mon mari à un mètre de distance. » En l'examinant au jour, je constatai que les pupilles étaient moyennement dilatée, qu'elles jouaient bien, quoiqu'avec lenteur. A l'ophthalmoscope la papille optique m'apparut avec sa coloration normale ; la rétine et sa circulation étaient absolument saines. La lecture était impossible à toute distance, à l'œil nu. Mais en plaçant devant les yeux les verres positifs, n° 10, Mme N... lisait assez bien les caractères n° 4 1⟋2 de Snellen. Il n'y avait donc là qu'une paralysie complète de l'accommodation chez une personne déjà hypermétrope, d'une constitution molle et lymphatique, et je ne savais trop à quelle cause pouvoir l'attribuer quand, en ce moment, la bonne adressa la parole à Mme N... ; le son étrange de sa voix me porta à lui demander si elle n'avait pas une perforation du voile du palais. Elle me répondit qu'elle ne parlait ainsi que depuis quelques semaines, après sa maladie.

En la questionnant, j'appris que Mme N... avait été atteinte pendant le mois de mars, d'un catarrhe pulmonaire, avec une atonie intestinale très-marquée, et un peu d'affaiblissement des membres inférieurs.

Elle accoucha le 7 avril, avant terme, d'une petite fille qu'elle voulut nourrir. Bientôt elle fut prise de maux de gorge et des plaques diphthéritiques n'ont pas tardé à se montrer. L'enfant sevrée aussitôt, était chétive ; elle présentait en divers points des corps des ulcérations qui n'avaient pas de tendance à se cicatriser, et dont le fond était grisâtre et d'aspect gangréneux ; elle mourut au bout de quinze jours.

Quant à la mère, indépendamment des plaques de la gorge, elle avait à la vulve, au sacrum, dans la rainure interfessière des ulcérations et de nombreuses tumeurs olivaires simulant des condylomes. MM. les docteurs Rambaud et Bastien, qui soignèrent la malade à ce moment, et de qui je tiens ces détails, rejetèrent absolument, malgré l'apparence, l'existence d'un principe spécifique.

Boucheron.   4

Il y a deux ans, Mme N... avait perdu un premier enfant également de la diphthérie.

Quelques jours après, la bonne, âgée de 68 ans, était atteinte à son tour par l'angine couenneuse, et il en arrivait de même au mari de Mme N..., homme très-sain et très-vigoureux.

Plusieurs semaines après la cessation des accidents, au commencement de mai, les phénomènes paralytiques se manifestèrent chez ces trois personnes. Mme N... eut quelques fourmillements dans les lèvres, puis la vue se troubla tout à coup.

La bonne eut une paralysie complète des muscles du pharynx et du voile du palais rendant par le nez ses aliments à chaque tentative de déglutition, elle maigrit rapidement et certes elle n'a dû qu'à ses habitudes de sobriété et à sa santé exceptionnelle d'éviter les funestes conséquences de sa dysphagie. Enfin M. N... n'a ressenti que pendant le mois de juillet des engourdissements douloureux dans les bras et les jambes.

A la suite de mon examen, je prescrivis à Mme N... un traitement tonique, des frictions excitantes, les douches et les bains sulfureux, et comme le trouble visuel était sa grande préoccupation et qu'elle voulait la médication la plus active possible, je pensai à l'emploi de l'électricité et priai M. le Dr Onimus de vouloir bien mettre ses appareils à ma disposition. Il y joignit ses bons avis et je commençai le traitement, le 11 juin, en employant une pile de dix éléments de Remak, et en appliquant le pôle négatif sur la nuque, le pôle positif sur l'orbite, puis en électrisant le ganglion cervical supérieur. Au bout de *quatre* séances de dix minutes chacune, tous les deux jours, Mme N... avait recouvré si complètement la vue, et son accommodation s'était tellement fortifiée, qu'elle lisait sans fatigue le journal dans le salon d'attente, où elle revint du reste pendant tout le mois, pour faire appliquer à ses jambes et à ses bras, qui s'étaient pris à cette époque, le traitement qui avait si promptement réussi pour la vue. En même temps, je faisais passer un courant continu de vingt-cinq éléments dans les muscles du pharynx de la vieille bonne, qui, au bout de huit séances, avalait ses aliments d'une façon normale.

IV. *Observations de paralysies de causes diverses.*

Obs. 19 (M. Giraud-Teulon). — Diplopie (par ataxie locomotrice (?). Bons effets des courants continus.— 1re attaque : paralysie du droit interne et du grand oblique, datant de trois mois. Amélioration rapide : Disparition de la diplopie après une semaine d'électrisation.— 2e attaque : paralysie du droit inférieur. Dix séances améliorent l'état du malade.

Le 23 octobre 1866, M. de B..., 38 à 40 ans, magistrat, se présente à ma consultation, se plaignant de diplopie ; le sens des images doubles dénote une paralysie *incomplète* du droit inférieur et de l'oblique supérieur du côté droit. L'image fausse est un peu moins nette que l'image bonne, mais il n'y a pas atteinte portée à l'accommodation.

L'affection date de trois mois ; le malade n'accuse rien de particulier, si ce n'est qu'il se rappelle avoir eu une atteinte de mydriase il y a 15 ans. Point d'antécédents spécifiques ; le malade, marié, a de beaux enfants.

Nous appliquons le courant ascendant par la méthode de Bénédikt, et remarquons que la sensibilité est un peu amoindrie autour de l'orbite droite.

En quelques applications (d'une minute chaque, pendant une semaine), disparition complète des troubles de la vue.

En note sur notre registre : cette guérison ne sera sans doute que temporaire ; le malade a des mouvements giratoires, éprouve de très-vives et subites douleurs de temps à autre, avec anxiété diaphragmatique...

Soupçon d'ataxie locomotrice.

Le 19 décembre 1867, M. de B. se représente à nous : depuis sa première visite, il a été fort occupé dans ses fonctions et n'a guère souffert que des douleurs rapportées plus haut ; aujourd'hui il est de rechef atteint de diplopie ; mais cette fois l'analyse des images doubles révèle une parésie du *droit inférieur à gauche* (image de l'œil gauche plus basse dans le mouvement associé en bas, diplopie croisée, peu de distance entre les images) ; diminution de la *sensibilité* à droite dans la région orbitaire.

L'accommodation est un peu diminuée du côté gauche ; enfin dans le mouvement à droite on remarque un peu de parésie de la sixième paire *droite*.

Depuis la première atteinte, le malade a éprouvé des douleurs fulgurantes dans les espaces intercostaux, assez fréquemment renouvelées ; il en a également ressenti au col de la vessie.

Le 14 décembre, nous commençons les applications des courants continus : comme la première fois, le malade est sensiblement soulagé après chaque application et amélioré pour vingt-quatre heures.

Les effets sont bons, mais lents ; au bout d'une dizaine d'applications heureuses, le malade cesse de se représenter.

Obs. 20 (Erb.). — **Paralysie du moteur oculaire droit. Paralysie agitante du bras gauche.**

Abraham Blum, 70 ans, souffre, depuis un an, de tremblements dans le bras gauche. Depuis deux mois déjà, il a éprouvé de temps en temps des images doubles qui disparaissaient ensuite. Le 20 mars 1867, survient une paralysie à peu près soudaine de la paupière supérieure, de sorte que l'œil reste fermé depuis cette époque ; il y eut en même temps des douleurs au fond de l'orbite et dans la moitié droite du front. L'examen démontre une paralysie complète des muscles oculaires, animés par le nerf moteur oculaire commun droit ; l'abducteur et le grand oblique sont sains, ainsi que les autres nerfs crâniens. Aux membres il n'y a pas d'autres anomalies que le tremblemen du bras gauche.

1er avril. — Traitement : 12 éléments. Pôle positif à l'oreille gauche, pôle négatif, mobile sur l'orbite.

Le 12. Amélioration évidente, la paupière peut se soulever assez pour découvrir la papille. Les mouvements de l'œil lui-même ne sont pas encore modifiés.

La motilité revient peu à peu et graduellement dans tous les muscles, et le malade peut être renvoyé guéri le 24 mai après 28 séances.

Obs. 21 (Erb.) — Parésie du grand oblique et du droit interne du côté droit.

André R., 54 ans, entra en traitement le 26 novembre 1869. Il y a quatre semaines il sentit des bouffées de chaleur à la face, qui est légèrement excoriée. Il n'en a pas conscience; néanmoins les paupières sont fortement gonflées le patient observa, le lendemain de son accident, un trouble de la vue, c'était la diplopie dans certaines positions du regard. Il y avait une paralysie du grand oblique droit, avec insuffisance du droit interne, et une contracture probablement secondaire du petit oblique. Vision bonne. Le traitement indiqué plus haut fut employé chaque jour à partir du 1er janvier 1870. Traitement irrégulier, deux ou trois fois par semaine, une amélioration considérable fut obtenue.

Obs. 22 (M. Giraud-Teulon). — Paralysie incomplète de la sixième paire droite par congestion cérébrale. Courants ascendants.—Diminution de la diplopie dès la première application de dix minutes. Amélioration graduelle à chaque séance. État très-satisfaisant après un mois et demi d'électrisation.

M. S., âgé de 65 ans, envoyé le 7 mai 1868, par le Dr Thibault.

Images doubles homonymes à 6 centimètres de la ligne médiane, sur la droite, à un pied de distance ; après une séance d'environ dix minutes, avec vingt-quatre couples de Daniell, les images doubles ne commencent plus qu'à 8 centimètres. Une application est faite tous les deux jours, courant ascendant ; on gagne nviron 1 centimètre par cette application.

(Note : le courant était assez fort, car il détermina des eschares molles au pôle négatif.)

Le 16 juin, il n'existe plus d'images doubles que vers 30° à droite.

L'effet ici, sans être considérable, était probant.

V. PARALYSIES SANS RÉSULTAT THÉRAPEUTIQUE.

Giraud-Teulon. (Résumé.)

Obs. 23. Paralysie de la 3e paire et parésie accommodative avec névrite optique. Antécédents spécifiques. Probablement tumeur intra-crânienne. Sur un malade âgé de 64 ans. Aucun résultat par le traitement spécifique avec des courants continus.

Obs. 24. Paralysie des deux 3es paires chez un enfant de 3 ans. Compression des nerfs par un néoplasme intra-crânien. Huit à dix séances sans succès.

Obs. 25. Paralysie de la 6e paire droite avec un commencement de névrite. Cause indéterminée datant de quatre mois. Résista à tous les traitements et aux courants continus.

Obs. 26. Mydriase récente avec paralysie accommodative; la paralysie de la 3e paire se complète après un mois. Parmi les antécédents un chancre non soigné. Traitement spécifique mixte et courants continus ascendants, améliorant passagèrement l'état du malade âgé de 29 ans. Six mois plus tard, paralysie de la troisième paire avec mydriase du côté opposé. Tous les traitements restent inutiles. Symptômes de tumeur intra-crânienne.

Obs. 27. Paralysie complète de la 3e paire, d'origine spécifique. La première application de l'électricité releva la paupière sans autre résultat. Cependant après trois mois de traitement spécifique avec quelques vésicatoires, la paralysie guérit complètement.

Obs. 28. Paralysie du droit supérieur, d'origine spécifiques, avec une double rétinite spécifique sur un homme jeune. Traitement mercuriel pendant un mois, iodure de potassium à 3 grammes par jour. Trois séances d'électrisation sont sans résultat.

PRONOSTIC. — MARCHE.

Nous avons, chemin faisant, signalé les données pronostiques relatives à chaque groupe de paralysies des muscles de l'œil, selon qu'elles dépendent de la syphilis, du froid, de la diphthérie, etc., selon qu'elles sont périphériques ou centrales.

Il nous reste à indiquer ce qui a rapport à quelques paralysies en particulier.

Ainsi la paralysie de l'accommodation ou du muscle ciliaire est souvent, au point de vue thérapeutique, indépendante de la paralysie du sphincter pupillaire. La *mydriase* persiste, assez souvent après le retour de la fonction accommodative, et la pupille peut rester à jamais dilatée.

Erb a trouvé la mydriase rebelle au traitement. Driver, au contraire, l'a souvent vue guérir, et quelquefois très-rapidement.

Le ptosis, sans paralysie des autres branches de la

troisième paire, résiste au traitement (Driver). Le ptosis, plus ou moins complet, qui succède aux inflammations persistantes de la conjonctive, aux granulations, n'a pas été influencé dans un cas où l'électricité avait été employée pour une atrophie papillaire concomitante. Mais le malade était très-âgé. Il est possible que, chez les jeunes sujets, on obtienne un certain relèvement de la paupière supérieure, et qu'on fasse ainsi disparaître (après guérison des granulations, bien entendu) l'air endormi que présentent ces malades.

La *marche* des paralysies des muscles oculaires est très-variable, comme nous avons vu. Quelques-unes guérissent pendant le traitement électrique avec une rapidité qui ne laisse pas que d'étonner. D'autres n'arrivent que progressivement à la guérison; il y a, dans ces cas, une certaine amélioration après chaque séance, amélioration qui d'abord est de courte durée, puis persiste plus longtemps, pour gagner enfin une première étape où l'amélioration reste définitive; et ainsi de suite.

Dans quelques cas, il fallut subir plusieurs séances avant de remarquer la première amélioration passagère. Bénédikt avait observé que la durée de la paralysie est très-longue quand l'étendue des mouvements de l'œil augmente plus rapidement que le rapprochement des images doubles. Erb croit pouvoir confirmer cette observation.

VII. — Procédé opératoire.

Bénédikt, de Vienne, publia, en 1864, dans les *Archiv für Ophthalmologie*, un article très-remarqué sur le traitement des paralysies des muscles oculaires par les courants continus. Il prétendit que les meilleurs résultats

thérapeutiques étaient obtenus par l'*électrisation centri
pète du trijumeau* et non parl'excitation directe du muscle. Il applique le pôle positif sur le front, et promène
l'électrode négative autourde l'orbite.

M. Giraud-Teulon employa aussi le *courant centripète*,
pôle positif sur le front, et pôle négatif sur la tempe, et
aussi sur la nuque. Les nombreuses observations suivies de succès que nous publions prouvent l'efficacité
du procédé.

Cependant des observations multipliées de guérison
ont été obtenues par l'application d'un courant dirigé
en sens inverse. Erb, d'Heidelberg, propose de se servir
d'un *courant centrifuge*, le pôle positif à demeure sur la
nuque, ou sur l'apophyse mastoïde, le pôle négatif promené sur le front, sur la tempe, sur les paupières fermées. Driver, de Chemnitz, s'est rallié à ce procédé, qui
nous paraît aussi préférable.

Si l'on veut bien remarquer que des guérisons ont
été obtenues avec le courant centripète et avec le courant centrifuge, on sera porté à croire, que le sens du
courant n'est pas la partie essentielle dans l'application
de l'électricité, puisque le même résultat est obtenu en
employant des courants de sens inverse. Cette opinion
est celle de M. le professeur Lefort, de M. Reynold,
(*France Médicale*, 1874), et nous donnons plus bas
(page 57) une observation très-intéressante et assez
concluante sur ce point.

Si l'on admet avec Bénédikt que l'excitation réflexe
du trijumeau joue un rôle prépondérant dans l'action
curative, le trijumeau sera très-bien excité par le courant qui passe de la nuque au front.

Ce même courant qui traverse toute la tête présente
encore l'avantage de comprendre, dans son circuit, le

nerf paralysé de son origine à sa terminaison ; et d'exciter directement son centre trophique, au noyau d'o-
rigine; ses extrémités périphériques, avec le muscle
qu'il anime. Les actions réflexes produites par l'excitation de la peau ne sont point non plus mises de côté.

La durée de l'électrisation est de une à dix minutes.

Le nombre d'éléments de 8 à 10. Les éléments employés
sont ceux de Daniell modifiés par Trouvé, par Morin ; les
éléments de Stœhrer de Dresde (cuivre et charbon) ceux
de Remak; et ceux de Gaiffe.

M. le professeur L. Lefort a proposé de substituer,
aux courants continus d'une certaine intensité et de
courte durée, un courant faible mais permanent.
Deux éléments de Trouvé eu de Morin sont suffisants
pour l'application au système oculaire. Des plaques de
cuivre ou mieux d'étain malléable, recouvertes d'une
compresse ou d'une peau humide, et communiquant
avec les pôles de la pile, sont placées, ou sur les tempes,
ou bien l'une sur le front, l'autre sur la nuque. Le
malade garde son appareil toute la nuit, et peut très-
bien dormir tout en restant sous l'influence des courants. Au point de vue pratique, ce procédé d'application des courants, qui n'exige ni l'intervention quotidienne du médecin, ni le déplacement du malade, ni
de perte de temps, nous paraît devoir rendre de grands
services. Nous n'avons pas eu occasion d'employer ces
courants faibles et permanents à la cure des paralysies
oculaires, mais l'observation suivante, intéressante à
plus d'un titre, prouve que ces courants à faibles ten-
sions pénètrent parfaitement à travers les tissus, et
agissent très-bien sur les muscles. Il s'agit d'un homme
jeune, atteint de paralysie de la vessie, et qui a déjà
éprouvé plusieurs fois de la rétention d'urine. Les cau-

térisations de la région lombaire, les frictions stimulantes, les courants induits même, aidés de cathétérismes répétés, ne donnent aucun résultat au bout d'un
mois. C'est alors qu'une pile de deux éléments Trouvé,
appliquée en permanence, provoque bientôt des contractions vésicales ; quel que soit le sens du courant,
qu'il soit appliqué sur le centre médullaire seul, ou sur
le trajet des nerfs vésicaux. Le courant a traversé facilement l'épaisseur du corps, et a suffi pour exciter la
contraction du muscle vésical. L'excitation électrique
réflexe resta sans résultat sur la contraction. Ce qui
est une preuve de plus que la théorie générale de Bé-
nédickt est fausse.

Une expérience directe très-simple peut démontrer
la pénétration instantanée du courant électrique d'un
seul élément, à travers toute la longueur du corps humain. Il suffit d'interposer un galvanomètre *assez sensible* sur le trajet d'un courant qui traverse le corps de
la tête aux pieds ; aussitôt le contact établi, l'aiguille se
dévie. Et le courant passe bien au travers des parties
profondes, puisque dans l'observation de Paralysie vésicale, le courant qui allait de la colonne lombaire à
l'hypogastre, faisait contracter le muscle vésical. Une
autre preuve, c'est que le courant qui traverse la tête
de la nuque au front, produit des phosphènes à la rupture ou à la fermeture du courant.

Obs. 30 (Hôtel-Dieu, service M. Cusco, observation recueillie par M. A.
Boucheron, interne du service). — Paralysie de la vessie. Guérison
par les courants continus faibles et permanents. Paralysie de la vessie chez un homme jeune, 36 ans. Inutilité des cautérisations lombaires au fer rouge, des frictions stimulantes, des courants induits
des cathétérismes répétés.—Contraction de la vessie provoquée par le
passage d'un courant continu faible (2 éléments) et appliqué en permanence. Guérison de la paralysie après deux mois d'électrisation.

L... (Emile), âgé de 36 ans, jardinier rue Houdan, 21, à Sceaux, entre le 15 novembre 1874, salle Sainte-Marthe, à l'Hôtel-Dieu, service de M. Cusco.

Cet homme a été atteint de rétention d'urine, pour la première fois, le 30 mai 1874, à la suite de libations un peu exagérées de vin blanc. Jusque-là il s'était toujours bien porté, et avait toujours été très-solide des jambes puisqu'il pouvait monter des sacs de farine au deuxième étage, mais il avait éprouvé des douleurs lombaires répétées, et avait eu plusieurs hématuries. Entré à l'hôpital de Rouen dans le service de M. Flaubert, cet homme guérit après 40 jours d'un traitement qui consista en cathétérismes quotidiens ou biquotidiens, et en une médication tonique.

Après avoir travaillé trois mois, L..... fut repris d'une rétention d'urine, précédée d'une lente dilatation de la vessie, avec augmentation notable du volume du ventre. Après s'être sondé lui-même quelques jours, il entra à l'hôpital d'Amiens, où les hématuries, le mauvais état des urines, firent croire à l'existence d'un calcul. Traitement, cathétérisme non quotidien pendant deux mois. Le malade est alors envoyé à Paris.

M. Cusco reconnaît avec une dilatation considérable de la vessie, la présence de nombreuses colonnes vésicales et l'absence de pierre, et établit le diagnostic de paralysie de la vessie. Le malade urinait quand la vessie était très-distendue, toutes les 36 heures environ, et il vidait à peu près complètement sa vessie, quand la miction était une fois commencée. Pas de besoins d'uriner. Jamais de mictions goutte à goutte. L'urine est assez belle, on ne voit qu'un nuage floconneux à la partie supérieure du vase.

A Amiens, l'urine était plus altérée, mais on avait fait de nombreuses recherches de la pierre.

Pas de secousses musculaires dans les jambes, pas de douleurs fulgurantes. L'influence du froid peut être invoquée chez ce malade, que sa profession de jardinier expose constamment au froid humide.

Traitement. — Cathétérisme, frictions stimulantes sur la colonne vertébrale; plus tard, pointes de feu sur la colonne lombaire, qui firent disparaître les douleurs fixes dans cette région; aucune amélioration de la paralysie. Electrisations avec les courants *induits*, appareil de Legendre et Morin. Un des électrodes sur les lombes, l'autre sur la région hypogastrique. Cette application est douloureuse, mais sansrésultats, même après quinze jours.

Un mois s'est écoulé, pendant ces diverses tentatives, sans que la paralysie ait le moins du monde diminué.

Courants continus. — Deux éléments de Trouvé au sulfate de cuivre. Courant centrifuge. Pôle positif sur la première vertèbre lombaire. Pôle négatif sur l'hypogastre le 15 décembre 1874. Trois heures après l'application du courant, une contraction vésicale se déclare et le malade urine trois à quatre litres de liquide. Il y eut cinq mictions dans les vingt-quatre heures. Le courant resta appliqué en permanence la journée et la nuit.

Le lendemain, on maintient les courants, cinq mictions. Les jours précédents il n'y avait pas une miction par jour.

On change le sens du courant qui alors est centripète. Même résultat, cinq ou six mictions.

Les deux pôles sont appliqués sur la colonne vertébrale, l'un à la région dorsale, l'autre à la région lombaire et le courant centrifuge. Même résultat.

Le lendemain, action centripète du courant sur la moelle. Résultat identique.

On continue à expérimenter sur cette vessie qui sert de réactif à nos courants. Les premières applications des courants avaient pour but d'exciter les nerfs vésicaux dans le sens centrifuge et centripète, le muscle vésical avait répondu de la même manière à ces deux excitations. Les secondes applications des courants avaient mis en jeu l'action du centre médullaire et dans les deux sens, même réponse du muscle vésical, il s'était contracté.

Dans une troisième série d'expériences on chercha si l'excitation électrique *réflexe* suffirait pour provoquer la contraction de la vessie. Déjà les cautérisations ponctuées de la région lombaire n'avaient point produit de contraction, le courant appliqué sur le nerf sciatique dans le sens centripète, pôle positif sur le mollet, pôle négatif sur la face postérieure de la cuisse, ne donne aucun résultat, le malade n'urine pas de la journée. Les deux pôles furent placés sous les deux plantes des pieds. Aucun résultat. L'électrisation du nerf crural n'eut aucun effet. Pas une seule miction en vingt-quatre heures.

Les pôles furent alors placés comme au premier jour sur la colonne lombaire supérieure et sur l'hypogastre, courant descendant, dans la journée, 5 mictions.

Les deux pôles sont ensuite placés sur les deux trochanters, et les mictions furent nombreuses.

On cesse quelques jours toute électrisation, il n'y a pas plus d'une miction par jour, cependant le ventre du malade a considérablement diminué de volume, la circonférence (ceinture de cuir du malade) avait diminué de 12 centimètres.

Les courants furent de nouveau appliqués de la moelle à la vessie dans le sens centrifuge; on cessa toute électrisation vers le 20 février, et la guérison était obtenue après deux mois environ d'électrisation.

Le malade est gardé encore trois semaines dans la salle, et il continue d'uriner quatre ou cinq fois par jour.

Sortie, le 15 mars 1875.

CHAPITRE II.

ASTHÉNOPIE MUSCULAIRE.

Insuffisance des muscles droits internes. — Traitement par l'électricité après correction de la réfraction. — On sait que l'insuffisance des muscles droits internes est caractérisée par un trouble de la vue, consistant en un dédoublement des lignes et des lettres survenant après un certain temps d'application de la vue. Le trouble visuel ne peut souvent pas être bien décrit par le malade, qui se plaint de ne pouvoir continuer son travail, parce que les petits objets deviennent confus. Un moment de repos ramène la facilité de distinguer de nouveau, et bientôt le trouble reparaît. En même temps il se produit une tension douloureuse dans le globe oculaire ou dans la région du front et du sourcil.

Si, pendant que le malade fixe un objet à 20 ou 25 centimètres, on couvre un œil avec la main, puis qu'on le découvre brusquement, on voit que l'œil caché ne fixait pas, et qu'il s'était dévié en dehors. Mais aussitôt la vision binoculaire se rétablit, et *l'œil revient brusquement vers la ligne médiane.* C'est ce qui se passe dans les cas légers.

En présentant au malade, à 50 centimètres par exemple, un objet qu'on rapproche progressivement de lui, on voit bientôt, lorsque la convergence est difficile à maintenir, l'un des yeux faire de petits mouvements saccadés pour se porter en dedans, puis se dévier brusquement dehors. Le muscle droit interne est incapable d'exécuter le travail nécessaire pour converger, et le muscle droit externe, son antagoniste, plus puissant, entraîne l'œil en dehors.

Pour mesurer exactement la force de chaque muscle droit, on emploie généralement des prismes (la valeur, en degrés, de l'angle qui forme l'arête du prisme, indique la valeur du prisme). Le muscle droit interne est, à l'état normal, capable *de surmonter un prisme de* 28 *à* 30 degrés, la base tournée vers la tempe. C'est-à-dire qu'en se contractant, le muscle droit interne peut dévier l'œil d'une quantité suffisante pour neutraliser la déviation des rayons lumineux produite par le prisme de 30 degrés. De sorte qu'un objet placé à $2^m,50$ ou 3 mètres sera vu simple par les deux yeux, malgré l'interposition d'un prisme de 30 degrés sur un œil. La force du muscle droit interne ou la force d'*adduction* de l'œil normal est donc de 28 à 30 degrés.

Le muscle droit externe ne peut surmonter qu'un prisme de 7 à 8 degrés, la base vers le nez. La force d'*abduction* n'est que de 7 à 8 degrés.

Les muscles droits supérieur et inférieur surmontent un prisme de 1 à 2 degrés, la base tournée en bas ou en haut.

Pour mesurer le degré d'insuffisance d'un muscle, qui, par conséquent se dévie ou tend à se dévier, on utilise la déviation des rayons lumineux par les prismes; et le degré du prisme, qui corrige la déviation causée par le muscle ou *divergence dynamique*, mesure l'insuffisance du muscle.

L'expérience se pratique généralement de la manière suivante. On place devant l'un des yeux d'un malade, soupçonné d'insuffisance musculaire, un prisme d'environ 10 degrés la base tournée en haut. Immédiatement, il y a diplopie, les images sont superposées ; et s'il y a de l'insuffisance musculaire, de la difficulté à converger, la vision binoculaire ne maintenant plus les yeux fixés sur un même point, chaque œil suivra l'équilibre de ses muscles, le muscle externe prépondérant entraînera l'œil en dehors : il y aura divergence. Dans ces conditions, si l'on fait regarder, sur une feuille de papier, un gros point placé au milieu d'une ligne verticale fine, les deux points superposés ne seront point sur la même ligne, l'un des deux s'écartera d'une certaine distance. Alors, avec des prismes de différents degrés, à base tournée en dedans, on ramènera les deux points sur la même ligne, et le degré du prisme choisi indiquera le degré de la divergence pour la distance donnée, et le degré de l'insuffisance du muscle.

L'insuffisance musculaire existe surtout chez les myopes ; cependant on la trouve aussi, mais plus rarement, chez les emmétropes, et les hypermétropes. — La différence de réfraction entre les deux yeux est assez souvent une cause d'insuffisance. — Toutes les causes générales d'affaiblissement du système musculaire peuvent retentir sur les muscles des yeux, et l'insuffisance se montre rapidement, lorsqu'une irrégularité dans la réfraction, en exagérant le travail des muscles de l'œil, en provoque aussi la fatigue.

Chez les myopes, l'insuffisance musculaire est considérée comme un facteur important de la myopie progressive. Aussi est-ce un symptôme grave qui mérite toute l'attention du médecin.

Pour un certain nombre de malades, l'asthénopie apporte une gêne considérable aux fonctions visuelles, et si l'on ne parvient pas à faire disparaître cet état anormal, il devient une sorte d'infirmité, plus grave qu'une maladie d'aspect plus redoutable, mais d'une guérison plus assurée.

Le traitement emplnyé ordtnairement contre l'asthénopie musculaire se compose de deux sortes de moyens. Contre les cas considérables d'insuffisance des muscles droits internes, on emploie la ténotomie du muscle droit externe prépondérant. Mais, pour que cette opération réussisse sans provoquer de strabisme convergent dans la vue à distance, il faut au moins que la force d'abduction égale 10 degrés, car la ténotomie du muscle droit externe pratiquée avec la plus grande réserve donne une convergence d'au moins 10 degrés; il est donc de toute nécessité qu'il y ait un excès d'abduction suffisant pour permettre l'opération. Quand l'abduction est plus considérable encore, on pratique la même opération sur l'autre œil.

Pour les degrés plus faibles d'insuffisance, on n'a d'autre ressource que de diminuer le travail de convergence, en déviant en dedans les rayons lumineux à l'aide des prismes. Pour une insuffisance de 8 degrés, par exemple, constatée par le procédé indiqué plus haut, on place devant chaque œil un prisme de 4 degrés à base en dedans, qui répartit la correction sur chaque œil et diminue les phénomènes d'irisation produits par les prismes.

Mais ce moyen n'est *qu'un palliatif* généralement peu goûté des malades, qui rachètent les fatigues de l'insuffisance par des ennuis d'une autre sorte. D'autre part chez les myopes, atteints de myopie progressive, on combine bien les prismes avec les verres concaves appropriés, mais généralement les verres concaves sont forts; en y ajoutant un prisme d'un degré assez élevé, on exagère les inconvenients des lunettes fortes, et l'accroissement de la myopie peut fort bien en résulter. Ce sont là des difficultés très-sérieuses, qu'il n'est pas facile de vaincre, et souvent on sera réduit à défendre tout travail des yeux. M. Javal, dans quelques cas d'insuffisance liée à un état astigmatique de l'œil, a su tirer un excellent parti des verres cylindriques, et obtenir, séance tenante, la neutralisation complète de l'asthénopie (communication orale).

S'il était possible d'adresser directement à l'insuffisance un traitement curatif; si l'on pouvait modifier, au moins dans une certaine mesure, cet état fâcheux, on rendrait d'excellents services aux malades. L'insuffisance musculaire étant constituée par un état pour ainsi dire paralytique des muscles, il était naturel d'essayer l'électricité pour relever cet organe surmené, le fortifier et le rendre capable de remplir sa fonction. L'expérience seule pouvait d'ailleurs justifier ou infirmer ces prévisions. La galvanisation du muscle droit interne a été pratiquée dans un certain nombre de cas par M. Landsberg de Dantzig, qui a publié ses observations dans les *Archives für Ophthalmolagie*, v. xiv. (Résumés dans les *Annales d'oculistique*, t. 57.)

Le résultat obtenu a été très-favorable et très-encourageant, et il nous a paru utile de reproduire le résumé de ses observations.

M. Driver, dans son travail sur l'électrisation oculaire, rapporte un cas intéressant de guérison comme spécimen de nombreux cas d'insuffisance traités avec succès.

M. Giraud-Teulon, sans avoir dirigé spécialement son attention sur ce point, nous a communiqué aussi une observation où l'emploi des courants continus fut assez avantageux.

La galvanisation est indiquée surtout dans les cas où de faibles prismes à base en dedans ne peuvent être surmontés, dans ceux où l'insuffisance musculaire dépend de la faiblesse générale, et enfin quand après avoir fait le sacrifice de la puissance abductrice par la ténotomie du droit externe, l'insuffisance du muscle interne persiste.

D'après M. Landsberg, le courant descendant ou centrifuge est plus actif; cependant il a obtenu dans deux cas la guérison par le courant ascendant. La durée de l'application électrique était de 30 secondes avec une batterie de 4 à 8 éléments de Stœhrer. Un des pôles était placé sur l'angle interne de l'œil, les paupières étant fermées; l'autre pôle sur le front ou à la racine du nez.

L'asthénopie accommodative des hypermétropes n'est pas améliorée par les courants continus. Les asthénopies par faiblesse ou fatigue du muscle accommodateur peuvent être un peu influencées par l'électricité.

Obs. 31 (Driver). — Insuffisance du muscle droit interne.

J'ai employé le galvanisme sur une vaste échelle, *pour l'insuffisance du muscle droit interne*, et avec de brillants résultats. — Ici j'applique l'électricité d'une manière tout à fait locale, dans l'angle interne de l'œil. Sans rapporter en détail les différents cas, je citerai seulement un gentleman qui est guéri depuis longtemps. Ce monsieur avait depuis quatre ans l'habitude de fermer l'œil droit pour lire, et il ne pouvait se rendre compte de l'origine de cette habitude. Il y a quelques mois, il fut atteint d'une mydriase, avec parésie de l'accommodation de l'œil gauche, pour laquelle vint me consulter. Dans ce cas, je pensai qu'il était utile de recourir au Calabar, parce que le malade était secrétaire intime, surchargé de travail, et pouvait immédiatement retourner à ses occupations. En même temps je lui proposai de l'électriser pour son insuffisance si longtemps ignorée, et même éventuellement de lui pratiquer une ténotomie du droit externe correspondant. Le professeur Coccius, de Leipsig, consulté autrefois, n'avait pas été d'avis d'opérer. Alors je continuai le traitement électrique. Au commencement du traitement, l'insuffisance était si considérable que la convergence nécessaire pour obtenir la vision binoculaire à courte distance ne pouvait être maintenue que quelques secondes. Lorsque le malade voulait fixer un objet, il se produisait une telle divergence de l'œil gauche mydriatique, qu'il en résultait un strabisme fort désagréable.

Après deux mois de galvanisation presque quotidienne, dirigée d'abord contre la mydriase, qui a cédé rapidement, le malade,

emmétrope d'ailleurs, pouvait fixer (by the hour), et fermait seulement par moments son œil droit le soir, et lorsqu'il était fatigué.

Z...., 45 ans, souffrait depuis plus d'une année de l'insuffisance du muscle droit interne. Le recul du muscle externe
lui restitua la faculté d'écrire, quoiqu'il lui fût resté un peu d'insuffisance contre laquelle des lunettes prismatiques convexes furent ordonnées (2° 1/2 et + 35 de chaque côté). Plusieurs semaines après, Z.... en était réduit déjà à pouvoir seulement poser
sa signature. Dans la vision binoculaire, il y avait 6 lignes de divergence alternante, mais plus souvent l'œil droit se déviait en
dehors. La divergence dynamique est à 12 pouces de 10°, à 10
pouces de 12°, à 6" de 14°, à grande distance 0°, pendant que les
muscles droits internes surmontent des prismes de 15° jusqu'à
5 pouces, et les droits externes, à distance, des prismes dont l'angle est de 6°. L'acuité de la vue (S) des deux yeux emmétropes est
égale à 1. L'accommodation (A) = 1/11 de chaque côté.

Les moyens employés n'ayant pas produit d'effet, un courant
constant fut appliqué sur l'angle interne de l'œil pendant 20 à 30
secondes. Il y avait déjà de l'amélioration après la seconde séance.
Ces améliorations, d'abord temporaires, gagnèrent en durée pour
devenir continues, et un mois après on avait A (accommodation)
à droite = 1/9 ; à gauche 1/10, avec + 60 et + 40. — Usage des
eaux de Schwalbach. Même état trois mois après.

Z. N...., 23 ans, souffrant d'asthénopie en écrivant surtout la
nuit, avait une myopie 1/14. Acuité visuelle (S), presque 1 à
droite, et à gauche myopie (M) 1/10. S. = 1/2, à 8 pouces de distance
il y avait 13° de divergence dynamique ; à grande distance O°.
Adduction 25. Abduction 7° (à distance), pas d'astigmatisme ; taches semi-lunaires étroites, très-bien limitées à l'ophthalmoscope.
Trois mois après les applications galvaniques, abduction 5°
M. = 1/18 à droite ; à gauche M = 1/10, S = 15/20 à gauche.

Jean P...., écrivain, 18 ans, présente, le 30 juillet, une déviation
de 6" en dehors à droite, devenant 12" en couvrant par une main.
A 8 pouces, divergence dynamique 10°, à grande distance 0°, adduction 14° (à 6") abduction 10° (à distance). A l'œil droit M = 1/9,
a gauche M = 1/12. Acuité visuelle, — 1 des deux côtés. Peu de
changement après quatre séances. Le 4 octobre on intervertit le
courant ; amélioration rapide, plus de divergence à 6 pouces ;
l'adduction surmonte les prismes de 31° à 3 pouces. On continue

le courant jusqu'au 27 août. En septembre, position précise des yeux, même de très-près, avec un prisme réfractant en haut (ce qui permet à chaque œil de se diriger à sa guise, la vision binoculaire étant détruite). Pas de déviation à 4 pouces. Adduction = 31°, abduction = 6°.

Obs. 35. Adolph. Z...., 15 ans, écolier, catarrhe chronique de la conjonctive, réduit à une hyperémie conjonctivale, S (acuité visuelle)=1 de chaque côté ; l'œil droit est emmétrope, le gauche M = 1/50 ; 2° de divergence dynamique ; adduction 16°, abduction 10. Du 30 juillet au 2 août, on ne gagna que 3° sur l'insuffisance. Après inversion du courant, on gagna rapidement. La galvanisation fut interrompue vers le milieu de septembre. Au 20 octobre, on trouve : insuffisance 0; adduction, 31°, abduction 7°; à droite, H — 1/30, à gauche, 1 80. (Landsberg.)

Obs. 36. — Différence de réfraction pour les deux yeux : l'un emmétrope, l'autre myope 1/5, avec diminution de l'acuité (S = 5/20) ; asthénopie musculaire ; galvanisation pendant douze jours ; plus d'asthénopie; diminution de la myopie (M = 1/7); augmentation considérable de l'acuité visuelle 13/20. (Landsberg.)

Oscar (J.), 11 ans. Au 18 juillet, on a une déviation pour l'œil droit pendant la fixation dans le plan médian, avec images doubles croisées, réunies par un prisme abducteur de 7°; à 7" pouces on a divergence 11°, à 4 pouces 13°; à distance, les prismes abducteurs les plus faibles ne peuvent être surmontés. A gauche, S = 1 : emmétropie. A droite, myopie = 1/5 : S = à peine 1/4. A droite, sclérochoroïdite postérieure arrêtée. On ordonne le verre — 15 pour les objets éloignés, — 19 pour la lecture, exercice séparé de l'œil droit, et galvanisation. Après plusieurs interruptions de la galvanisation vers le 30 juillet, on observe à droite S=13/20, myopie — 1/7 ; à 4 pouces 3° de divergence dynamique, plus loin que 4 pouces 0°, adduction 31°, abduction 7°.

Remarques. — On voit, dans cette observation, que non-seulement l'insuffisance musculaire a été rapidement guérie, mais encore que l'acuité visuelle a plus que doublé, et que la myopie elle-même a été diminuée par cessation du spasme du muscle ciliaire.

Obs. 37. — Myopie légère d'un seul œil ; insuffisance du droit externe; galvanisation pendant dix jours environ ; guérison complète de l'insuffisance. L'amélioration s'est montrée dès les deux premières séances. (Landsberg.)

Fritz, 15 ans, anémique. L'œil droit se dévie spontanément en dehors, dans le regard fixe ; par l'interposition de la main, la déviation est triplée. A 9 pouces, la divergence dynamique est de 12°; l'adduction de 18°, et l'abduction de 8°. A 5 pouces, acuité visuelle normale des deux côtés ; à droite, myopie — 1/40; à gauche, l'œil est emmétrope.

Une application du courant donne divergence dynamique 9°, adduction 24°. La 2° séance donna 2 1/2° d'insuffisance ; adduction 21°, abduction 7°. Le jeune homme se croit guéri, il revient

six jours après; l'insuffisance est de 3°; après la galvanisation
elle devient nulle, l'adduction est de 21°, l'abduction 7°. Après
huit jours d'électrisation , insuffisance — 0°; adduction 31°. Ces
résultats sont constatés après huit jours de cessation de traitement.

Obs. 38.— Myopie double faible (1/24 et 1/50; asthénopie dynamique de
   21° à 8 pouces ; galvanisation pendant quinze jours. Guérison de
   l'asthénopie. (Landsberg.)

Laure S...., 32 ans, chlorotique. Depuis l'hiver précédent souffre des yeux et de la tête après des travaux de couture. Les cou-
tures grossières deviennent diffuses et provoquent des troubles
névralgiques après 10 ou 15 minutes.

Le 17 juillet, les images sont croisées pendant le regard, à
6 pouces par divergence. Les prismes qui réfractent en dehors
et nécessitent l'action du muscle interne, ne peuvent être surmontés. Un prisme de 10°, réfractant en dedans et mettant en
jeu le muscle droit externe, est parfaitement surmonté. A 8
pouces la divergence dynamique est de 21°. A gauche il y a
une myopie 1/24, à droite M = 1/50, S = 1.

Traitement galvanique. Le 7 septembre, l'adduction surmonte
un prisme de 31°, l'abduction, un prisme de 8°, c'est-à-dire que
l'état normal est reconstitué. A 9 pouces il n'y a pas de divergence dynamique pendant la fixation.

Obs. 39. — Insuffisance des muscles droits internes chez une myope
   anémique. Traitement par le fer et l'électricité. Guérison en un mois.
   (Landsberg).

Adèle D...., 33 ans, anémique. Convergence seulement jus-
·qu'à 3 pouces; alors l'œil gauche se dévie en dehors en tremblant;
à 6 pouces, divergence dynamique 8°; adduction 27°, abduction 9°. A
gauche, myopie 1/12, S = 15/20 ; à droite, M = 1/20; S = 18/20.
Après trois séances d'électricité, travail de couture pendant deux
heures sans fatigue. Après quatre semaines de traitement, S = 1,
insuffisance 4°, adduction 31°, abduction 7°, myopie 1/24 à droite,
et 1/20 à gauche. Le fer a été employé pendant le traitement.

Obs. 40. — Myope chlorotique; amélioration par un régime tonique, le
   fer et l'électrisation. (Landsberg.)

Marie G...., 20 ans, chlorose. Le 10 mai on constate myopie 1/7,
S = 1 pour l'œil gauche. A droite, astigmatisme myopique cor-
rigé avec verre cylindrique 1/18 et verre concave 1/5, acuité visuelle = 8/20. Il y a déviation de l'œil droit en dehors, divergence
dynamique de 8° à 10 pouces, de 16° à 6 pouces. Adduction 8° à
6 pouces, abduction 12° à distance. Taches semi-lunaires arrêtées
autour de la pupille des deux côtés. Fer. Régime tonique. Traitement galvanique depuis le 5 septembre. Amélioration; encore en
traitement en novembre.

Obs. 41.— St..., 29 ans. Le 15 septembre on constate que l'œil
droit diverge, que le prisme réfractant en haut donne 3° de divergence à distance, à 8 pouces 8°. L'adduction 22°, l'abduction 11°.

L'acuité visuelle est 2/3* (l'œil étant atteint d'astigmatisme myopique); à gauche l'œil est emmétrope, et l'acuité visuelle normale. Après 5 semaines de traitement galvanique, l'insuffisance est nulle à 7 pouces; l'adduction est de 31°, l'abduction 8°; la convergence est possible jusqu'à 2 pouces. Usage d'un verre cylindrique — 1/20 pour le travail. (Landsberg.)

Obs. 42 (Landsberg).—Albert O., 16 ans. Le 20 octobre, myopie 1/6. S = 14/20 des deux côtés. Après atropinisation, myopie 1/7, S non changé, insuffisance 16° à 5 pouces; O° à distance, adduction = 21°, abduction 13° (strabisme divergent 1/2 ligne à 6 pouces sous la main). Légère sclérectasie postérieure, choroïde peu pigmentée. (Landsberg.)

Après 8 applications électriques, position normale des yeux, même de très-près. Insuffisance 3°; à 5 pouces elle est de 4°; à distance nulle. Adduction 26o, abduction 8°. S = 16/20 des deux côtés; M = 1/6. Le 8 novembre, même état.

Obs. 43 — Jenny S...., 19 ans. Le 28 août, opération de strabotomie du muscle droit externe, pour un strabisme divergent par opacité cornéenne droite. Divergence, 1 1/2 ligne à distance, 3 lignes de près, S = 3/40. Le 15 septembre, après des exercices constants, on avait divergence commençant à 20 pouces, de 7° à 10 pouces, de 8o à 6 pouces sous la main. Add. 10o à 13 pouces, abd. 5.

Après 3 applications électriques, insuffisance, 2 1/2 à 10 pouces. Adduction, 14o à 14 pouces. Le 5 octobre, S = 12/20, insuffisance O°, convergence jusqu'à 4 pouces, adduction 30o, abduction 7°. L'œil droit d'emmétrope était devenu hypermétrope 1/50, à gauche aussi H = 1/80.

Obs. 44. — (Giraud-Teulon). — Asthénopie par insuffisance du droit interne; complications hystéralgiques. Excellents effets des courants.

Madame la baronne D...., 44 ans, me fait appeler chez elle le 14 juin 1867. On m'introduit dans un appartement maintenu dans une obscurité quasi complète. La malade éprouve tous les symptômes de l'asthénopie, jointe à une hyperesthésie rétinienne notable, mais exagérée par les préoccupations de la malade.

L'examen superficiel de la malade me fait reconnaître un petit croissant staphylomateux de chaque côté de la papille optique, avec les marques d'une choroïdite séreuse légère. Je reconnais la nécessité d'une analyse fonctionnelle sérieuse; je fais venir la malade chez moi; l'examen de la fonction me donne : acuité visuelle 15/75, myopie 1/36 environ, symptômes de l'insuffisance des droits internes. Cet état est ancien, mais extrêmement variable dans ses manifestations, ce qui explique une condition hystéralgique des plus prononcées et non soignée.

La malade ne peut littéralement fixer un instant; la syncope la menace perpétuellement, elle ne marche pas, ne se nourrit guère: c'est un type d'hystéricisme.

J'exige qu'elle fasse reconnaître et soigner l'état de l'utérus, qui est bientôt amélioré par des applications astringentes. La malade marche un peu; recommence à se nourrir.

Les prismes à base interne essayés (2 de chaque côté) dans la lecture, semblent d'abord très-satisfaisants, mais ils sont bientôt abandonnés, n'étant pas supportés.

Le 4 juillet, application des courants continus pendant une minute (courant descendant); amélioration immédiate. Au bout d'une dizaine d'applications qui conduisent la malade à la fin du mois, l'amélioration générale s'est maintenue, la malade peut lire quelques quarts d'heure avec les lunettes + 36; son état général est sensiblement rétabli.

Nous ne l'avons point revue depuis. Elle quittait Paris.

CHAPITRE III.

AFFECTIONS SPASMODIQUES DES MUSCLES OCULAIRES

Nous avons recueilli un petit nombre d'observations d'affections spasmodiques des muscles de l'œil, traitées par les courants continus. Nous reproduirons, sans commentaires, une observation de *blépharospasme intermittent,* communiquée par M. Giraud-Teulon; la guérison fut obtenue rapidement, quoique le spasme durât déjà depuis un an. Driver indique que les vieux blépharospasmes intermittents sont très-rebelles. Dans la plupart des cas, cependant, il a obtenu une amélioration, mais pas complète. Ainsi, chez une vieille dame atteinte d'un blépharospasme, qu'on pouvait faire cesser par une pression exercée sur plusieurs points de la face, l'application du pôle négatif, sur quelques-uns de ces points, donnait une guérison pendant plusieurs jours. Mais il survint une violente douleur qui fit cesser l'électrisation. La section du nerf sus-orbitaire gauche n'arrêta le blépharospasme que huit jours, malgré l'anesthésie complète de la peau du front animée par ce nerf.

Obs. 45 (Giraud-Teulon). — Blépharospasme intermittent, durant depuis un an; guérison très-rapide par les courants descendants.

Le 16 juillet 1867, Marie C...., âgée de 6 ans, demeurant rue des Accacias, est amenée par sa mère à la clinique, pour un blépharospasme intermittent de l'œil droit, qui dure depuis un an. Elle cligne brusquement cinq ou six fois par minute. La vision est normale. La mère a un tic de la face; l'enfant est d'ailleurs bien portante en apparence.

On fait une application du courant continu descendant, une minute de durée.

Le lendemain, 17, la mère, en la ramenant, dit que le clignement a été notablement moins fréquent : seconde application.

Le 18 juillet, l'enfant n'a cligné qu'une dixaine de fois depuis hier : troisième application.

Le 19. N'a plus cligné que trois fois : nouvelle application.

Le 27. L'enfant ne cligne pour ainsi dire plus.

Le 2 août. Plus de changement.

L'enfant a éprouvé une atteinte de blépharite légère, traitée par l'onguent citrin de William. Cette petite affection a bientôt disparu.

L'enfant, revue un mois après, n'avait plus cligné.

Quant au *blépharospasme permanent*, dont nous avons observé un cas très-tenace, dans le service de M. Tillaux, à Saint-Louis, il guérit surtout par la section du nerf sus orbitaire.

Les contractures du muscle de l'accommodation, sont fréquentes chez les jeunes hypéropes, et capables d'en imposer pour une myopie (la vue est améliorée par le verre concave). Ces contractures sont avantageusement combattues par l'atropine. Elles sont cependant justiciables des courants continus, et nous citerons une observation très-intéressante de M. Giraud-Teulon, où l'un des yeux fut atropinisé et l'autre électrisé. Un résultat excellent fut obtenu des deux côtés.

La contracture accommodative paraît être un état extrêmement fréquent chez les *jeunes myopes*, et ce spasme est considéré comme un facteur des plus importants dans la production de la myopie progressive. L'atropinisation prolongée est maintenant vivement conseillée pour rompre ce spasme et arrêter la marche de la myopie. Ces notions sont tout à fait récentes, et elles reçoivent une confirmation rétrospective par les résultats consignés par Landsberg, dans l'électrisation des yeux myopes, pour combattre l'insuffisance musculaire. On y trouve, en effet, signalées, des réductions importantes du degré de la myopie, qui s'expliquent naturellement maintenant. Le spasme du muscle accommodateur s'est relâché.

On a, dans l'atropine, un moyen si commode de paralyser le muscle ciliaire, qu'il n'y a pas à songer à l'électricité pour remplacer ce médicament. Il nous a cependant paru utile de montrer que la galvanisation peut produire le même effet, et que, dans certains cas déterminés, on peut compter sur son action.

Obs. 46 (Giraud-Teulon). — Contracture paralytique de l'accommodation; myopie apparente avec paralysie accommodative; bons effets des courants; guérison en quelques séances.

Le 21 novembre 1867, Mlle R...., âgée de 32 ans, couturière en robes, demeurant faubourg Saint-Martin, nᵒ *, se présente à la clinique, se plaignant de l'impossibilité de voir pour son travail, avec douleurs asthénopiques, cependant bien portante en général, sauf évidemment certains troubles dysménorrhéiques et hystériques, mais peu intenses.

L'examen de la vue, sous le rapport fonctionnel, donne myopie (apparente) : O g 1/18.
O d 1/15.
D'autre part, le point P est à gauche, a 4" 1/2.
à droite,   12".

Il y a mydriase des deux côtés, surtout à gauche, où l'on note aussi de la micropie ; elle hésite et tâtonne pour trouver les objets.

L'examen ophthalmoscopique révèle au contraire de la myopie, un œil emmétrope, ou très-voisin de l'emmétropie; pas trace de staphylome ; vaisseaux vus suffisamment à l'œil nu et à l'image droite.

Il suit de là que nous devons nous trouver en présence d'yeux presque emmétropes affectés tous deux de spasme accommodatif, allant à droite jusqu'à la *contracture fixe* (le point P : à 12 pouces; le point R à 15").

Nous traitons l'œil droit par l'atropine, le gauche par le courant continu alternant.

La malade éprouve du dégagement frontal et palpébral, avec le sentiment de fraîcheur habituel.

Le 22 novembre, l'analyse de la vision donne O. d. myopie 1/4, au lieu de 1/15. Le punctum proximum est à 12 pouces,
O. g. myopie 1/18 P. P. toujours à 4".
Sur cet œil on applique le courant descendant; la myopie devient 1/20.

Le lendemain, après une deuxième application, elle devient 1/36. Enfin, au bout de quelques jours, paralysies et contractures sont effacées, ainsi que la micropie, mais non la mydriase. On a O. D. (—48); og. (—36), avec encore un peu de paresse accommodative. Nous donnons + 48 pour le travail, pour prévenir tout retour d'asthénopie et de spasme, et nous avons appris que cet état satisfaisant s'était maintenu.

Le *nystagmus* est une autre espèce de spasme musculaire, dont on connaît encore très-peu l'origine et dont la thérapeutique est difficile et incertaine. On pourra consulter l'excellente thèse de M. Gadaud, sur le nystagmus, si l'on veut être édifié sur les différentes méthodes de traitement jusqu'ici préconisées. Mais, après l'emploi des verres bleus de teintes variées, et la correction de la réfraction par les verres sphériques et cylindriques (Bœhm et Javal), après la ténotomie du muscle qui produit ce strabisme, qui le complique, il reste encore beaucoup à faire pour compléter la thérapeutique du nystagmus.

MM. Javal et Bœhm admettent, dans le nystagmus, une insuffisance musculaire, soit parce que le muscle est devenu rigide et inextensible, soit parce qu'il a, au contraire, une trop grande propension à se laisser distendre. Le nystagmus est alors d'origine paralytique.

Nous avons eu occasion d'observer un cas de nystagmus avec balancement musculaire horizontal et strabisme divergent, chez une petite fille de 4 ans, atteinte d'une atrophie du nerf optique, suite de névrite. La petite fille avait joui, pendant deux ans, d'une vue excellente et sans aucune trace de strabisme. La dévia-

tion des yeux et le nystagmus ont coïncidé avec la perte
de la vue; il est donc à peu près certain qu'il y a eu
une parésie du muscle droit interne gauche. L'électrisation, par courants continus permanents centripètes,
dirigés contre l'affection du nerf optique, eut pour premier effet une diminution progressive du nystagmus
et une réduction du strabisme. La vue aussi s'est quelque peu améliorée, car les iris, tout à fait immobiles
au début du traitement, réagissent vivement à la lumière, et l'enfant, dans certaines positions des yeux,
voit et retrouve ses jouets, reconnaît et évite les obstacles
en marchant.

Ce résultat inattendu de la diminution et de la disparition presque complète du nystagmus, nous parut
très-intéressant et même un peu extraordinaire.

Cependant, il est facile de remarquer que, dans ce
cas particulier, la parésie du muscle droit interne et son
insuffisance pour le travail à effectuer, sont des éléments sur lesquels l'électricité peut agir. Les deux
chapitres précédents nous fournissent de nombreux
exemples de l'efficacité des courants sur les paralysies
simples, sur les insuffisances musculaires et sur les
spasmes musculaires. On comprend que la parésie compliquée de spasme intermittent, soit aussi influencée
par l'électricité.

Tous les cas de nystagmus sont-ils influencés par
l'électricité? C'est peu probable; mais si l'on peut agir
sur ceux où la parésie ou l'insuffisance entrent comme
acteurs importants, avant que la rétraction consécutive
du muscle antagoniste soit un fait définitif, on devra
s'estimer assez heureux. Un cas de M. Giraud-Teulon
se rapporte à une jeune fille qui fut atteinte de nystagmus après une fièvre typhoïde. La paralysie du muscle

droit externe, avec contracture spasmodique de l'antagoniste, a probablement été la cause première du nystagmus. La contracture guérit en quatre séances d'électrisation, avec un courant continu ; la déviation de l'œil resta et aurait pu être corrigée par une ténotomie.

M. Chiralt a publié aussi un cas de nystagmus et de blépharospasme coïncidant avec de la cécité et de la surdi-mutité. L'électricité (courants induits), dirigée contre la cécité, amena la guérison du blépharospasme, diminua le nystagmus et rétablit la fonction visuelle.

M. Chéron, cité par Gadaud, aurait aussi guéri deux cas de nystagmus par l'électricité.

Les détails nous manquent pour apprécier la nature du nystagmus dans les cas de Chiralt et de Chéron. Mais ces guérisons, obtenues par surcroît, pendant le traitement d'affections oculaires graves, avec des courants centripètes, centrifuges, continus ou induits, nous font espérer que, si l'on applique l'électricité méthodiquement et de propos délibéré contre le nystagmus, on obtiendra de bons résultats. Nous avons déjà fait pressentir que ce sont surtout les cas de nystagmus par insuffisance ou parésie musculaire qui seront le plus susceptibles d'amélioration.

D'ailleurs l'électricité ne devra pas être employée à l'exclusion des autres moyens dont l'efficacité est reconnue ; les défauts de réfraction, la dépigmentation choroïdienne et l'hyperesthésie rétinienne concomitante, réclameront toujours les verres sphériques ou cylindriques teintés de bleu. La ténotomie devra également être pratiquée sur le muscle dévié et rétracté.

Obs. 46 (Giraud-Teulon). — Spasmes musculaires; nystagmus choréi-
que et ptosis spasmodique; quatre applications de courants continus
descendants pendant dix minutes; guérison.

Spasmes choréiques des deux yeux (nystagmus choréïque), suite
d'une fièvre typhoïde et compliquée d'hypermétropie. Celle-ci est
peut-être la cause occasionnelle, l'adynamie, la prédisposante.
L'Og. est dévié en dedans : il existe du même côté du ptosis
spasmodique, et un peu de conjonctivite.
Le sujet, Mlle N. T., a 12 ans.
Le 9 avril, une application du courant continu pendant 10 minutes (descendant), produit un bon effet.
Le 17 avril, après quatre applications, plus de spasmes, plus de
ptosis, reste seulement de la déviation.

Obs. 47 (personnelle). — Atrophie suite de névrite optique sur un enfant,
avec nystagmus et strabisme divergent paralytique, datant de deux
ans; courants continus faibles employés toute la nuit; séances de
galvanisation avec 10 élém., tous les deux jours; courants centripètes;
disparition du nystagmus; diminution du strabisme paralytique; amélioration de la vision.

Mlle Ba...., rue Budé, 8, âgée de 4 ans, se présente à la consultation de M. Cusco, à l'Hôtel-Dieu, au commencement de janvier 1875.
Les parents, bien portants, blonds tous deux, n'ayant aucun
ascendant tuberculeux, ont eu deux enfants encore vivants; ils
racontent que leur petite fille perdit peu à peu la vue depuis environ deux ans. L'enfant se plaignit longtemps de maux de tête,
pas de vomissements fréquents, ni de convulsions. Elle n'a jamais
été sérieusement malade.
On s'aperçut que l'enfant devenait maladroite, se frappait contre les meubles et tombait au moindre obstacle. Ses yeux, qui
jusqu'alors étaient très-expressifs, devinrent hagards et oscillants.
La vue se perdit bientôt tout à fait.
Beaucoup d'ophthalmologistes furent consultés en province et
à Paris; aucun traitement n'amena d'amélioration. Avant de conduire leur fille aux Jeunes-Aveugles, les parents viennent prendre
une dernière consultation auprès de M. Cusco.
Etat actuel. — L'enfant, très-blonde, avec les iris bleu-pâle, est
petite pour son âge et présente quelques traces de rachitisme,
surtout au thorax. Le crâne est irrégulier, la bosse frontale gauche est plus accusée que la droite, et la suture entre les deux fron-
taux forme un bourrelet saillant de la grosseur du petit doigt.
Ce qui frappe le plus, c'est un développement extraordinaire
des veines sus-orbitaires gauches, qui s'étalent en larges anasto-
moses avec les veines temporales et faciales, tout le côté gauche
du front, de la tempe et une partie de la joue, est parcouru par de
larges vaisseaux veineux; il semble que le *sinus caverneux se dé-
verse par la veine ophthalmique* et les veines sus-orbitaires, dans
la faciale et la *jugulaire externe.*
Les yeux sont animés de balancements horizontaux assez

lents de droite à gauche. Quelques oscillations peu marquées se font en haut et en dehors. Dans le regard en bas, les saccades sont moins accusées, mais les yeux se portent plus naturellement à gauche et en dehors, lorsqu'on attire l'attention de l'enfant. Elle paraît d'ailleurs incapable de diriger son regard. L'œil gauche est dévié en dehors.

L'iris gauche est complètement immobile. L'iris droit est peut-être impressionné par une forte lumière, mais en tout cas fort peu. On dilate la pupille par l'atropine, et on observe bien nettement dans les deux yeux et surtout à gauche une atrophie de la papille, avec quelques nuages légers péripapillaires, et une dilatation considérable des veines rétiniennes tortueuses.

Le diagnostic de M. Cusco est *atrophie,* suite de *névrite* descendante, probablement causée par des exsudats des méninges à la base du crâne, exsudats comprimant les nerfs optiques et gênant la circulation du sang veineux encéphalique. Circulation collatérale par la jugulaire externe.

Tous les traitements employés ayant été inutiles, M. Cusco conseille d'essayer les courants continus faibles de deux éléments de Trouvé, appliqués en permanence pendant la nuit. Pôle négatif sur le front, pôle positif sur le cou. Pronostic très-grave.

Après une dixaine de jours, les mouvements des yeux paraissent moins rapides, l'iris droit plus mobile. On ajoute aux courants faibles une séance tous les deux jours de galvanisation, avec 10 petits éléments Trouvé pendant 10 minutes (courants centripètes).

Le 15 février. Le nystagmus a diminué d'une manière très-notable ; la déviation de l'œil semble moins accusée.

Le 1er mars. Les yeux sont presque immobiles. La vue a beaucoup augmenté ; l'enfant, à plusieurs reprises, a cherché à mettre la main sur des jouets qui lui font plaisir, en passant dans la rue. L'iris droit est très-mobile ; une lumière est bien reconnue, mais la vision semble être excentrique et s'exercer par la partie interne de la rétine. Les doigts ne peuvent pas être vus à l'éclairage artificiel. Le nystagmus a presque disparu.

Le 15 mars. Les parents ayant interrompu l'électrisation, le nystagmus a un peu reparu dans le regard forcé en dehors et en haut du côté gauche. La déviation diminue sensiblement dans le regard en bas.

Fin de mars. Grippe.

Le 15 avril. Les parents ont remarqué une amélioration, de la puissance visuelle, et un changement dans la physionomie qui est plus expressive, plus animée. L'enfant trouve sa mère sans que la voix ait pu la renseigner sur la position. Elle évite les obstacles, aperçoit le trottoir. Plus de nystagmus.

Le 25 mai. La vue n'a pas fait beaucoup plus de progrès. Cependant elle a encore augmenté, car l'enfant reconnaît la main, avec peine cependant.

Obs. 48. — Anesthésie rétinienne absolue; troubles menstruels graves ;
surdi-mutité; aphonie ; nystagmus et blépharospasme ; guérison par
les courants induits, par Chiralt. (Annales d'oculistique, 1875. d'après
la Cronica ophthalmologica d'Espagne.)

Jeune fille de 19 ans, bien portante jusqu'à la puberté. La menstruation établie, elle se suspendit à la suite d'émotions morales et il y eut une déviation temporaire du flux par la muqueuse respiratoire, puis, plus tard, par les conjonctives, suivie bientôt de la perte de la vision de l'œil gauche d'abord, de l'œil droit ensuite. L'état général n'offre rien de particulier : un nystagmus et un blépharospasme continus rendent l'examen ophthalmoscopique fort difficile; il permet cependant de constater à gauche une diminution du calibre de l'artère centrale de la rétine. Pas de différence de la nuit au jour; pas de phosphènes.— Traitement. Courants d'induction au moyen d'un appareil faradique sur les paupières ; régime tonique. — Des phosphènes apparaissent au bout de 22 séances, principalement dans l'œil droit, où le blépharospasme avait disparu et le nystagmus diminué. Guérison après des alternatives diverses.

L'auteur croit qu'il faut employer les courants interrompus, avec secousses, par l'usage du bouton, dans les cas d'anesthésie rétinienne *sine materia*, mais que, si elle s'accompagne d'un état hyperémique, les courants continus sont préférables.

DEUXIÈME SECTION

DES TROUBLES DU CORPS VITRÉ. — TRAITEMENT
PAR LES COURANTS CONTINUS.

Le trouble du corps vitré est un symptôme d'affections
très-diverses, et, comme il est difficile cliniquement de
toujours remonter à la cause, on a trouvé, au point
de vue thérapeutique, de grandes différences entre les
cas d'apparence semblable. Je citerai des observations
où une amélioration considérable a été obtenue avec
une grande rapidité; dans d'autres, au contraire, on
n'a vu aucun résultat suivre l'emploi du même moyen.

D'abord, lorsque l'affection primitive existe encore
au moment des essais thérapeutiques, qu'elle continue
son action destructive sur le corps vitré, les moyens
employés contre les troubles vitrés ont peu de chances
de réussir. Si, d'autre part, l'affection causale est incurable, comme le décollement de la rétine, le déblaie-
ment du corps vitré ne rendra pas la vision au malade.
Voilà déjà deux séries de faits où l'intervention thérapeutique sera peu efficace. Il en est d'autres encore.
Nous savons, pour la cornée, que des troubles assez
analogues d'aspect, suivent une marche tout à fait différente : les uns, comme ceux de la kératite diffuse,
peuvent disparaître complètement, malgré une durée
fort longue; les autres, comme les cicatrices, les leu-

comes, persistent indéfiniment. On sait aussi qu'autour des points cicatriciels indélébiles, existe une zone trouble qui, peu à peu, s'éclaircit et·recouvre sa transparence après quelques mois.

Pour le corps vitré, on observe des faits comparables à ceux que nous venons de signaler. Certaines opacités vitrées, analogues aux opacités cornéennes de la kératite diffuse, sont produites par la dégénérescence colloïde ou graisseuse de certains éléments; ceux-ci finissent par se désagréger et se résorber peu à peu. De même que pour la kératite diffuse, si l'on n'intervient pas, la résorption des produits dégénérés est d'une lenteur désespérante; si, au contraire, une action thérapeutique bien choisie est appliquée, les débris qui encombrent le tissu transparent peuvent être vite éliminés (1).

C'est, je pense, dans cette catégorie de troubles vitrés, sans désorganisation du tissu, mais avec *encombrement d'éléments en dégénérescence*, qu'il faut ranger les cas de guérison rapide par les courants continus.

Les opacités vitrées peuvent être composées d'éléments

(1) Le Dr Brière, du Havre, a publié une observation de kératites diffuses guéries par les courants continus. Nous la reproduisons en abrégé.

Kératites diffuses guéries par les courants continus. (Résumé.) — P..., 13 ans, souffre depuis quinze jours. « Les deux cornées sont le siége d'une kératite parenchymateuse diffuse type. » A droite, l'opacité a envahi presque toute la cornée. Photophobie extrême.

Traitement par les compresses chaudes, l'atropine, les onctions à la nuque avec onguent napolitain belladoné; insuffisant après un mois. Courants continus centrifuges avec 4, puis 5, puis 6 éléments de Trouvé. Séance quotidienne de cinq à sept minutes. Diminution de la photophobie en quelques jours; amélioration manifeste du nuage cornéen après les séances.

Guérison en trois semaines. La disparition de l'opacité commença par le centre de la cornée. (Annales d'Oculistique, t. 72, année 1874.)

M. Ranvier admet que l'électricité favorise le mouvement des cellules migratrices de la cornée. (Société de biologie, 1874.)

analogues à ceux des cicatrices cornéennes; le corps vitré, irrité par une cause quelconque, subit la transformation en tissu muqueux embryonnaire, et même, si l'altération est plus avancée, en tissu cellulaire fibreux avec des vaisseaux capillaires distincts (Poncet, *Décollements de la rétine*) (1).

Dans les cas où le tissu a été modifié dans sa structure intime, où un tissu nouveau, non transparent, a pris la place du tissu normal, l'électrisation ne nous donnera aucun résultat.

M. Poncet, dans ses remarquables études histologiques sur les décollements spontanés de la rétine, et dans une observation très-intéressante de troubles du corps vitré, liés à une artérite généralisée de l'œil, a démontré que les cellules épithéliales de la choroïde en dégénérant, sous l'influence des causes variées, mettent leurs granules pigmentaires en liberté; que ce pigment traverse la rétine, y cause différents désordres et pénètre dans le corps vitré. Là ce pigment agit comme corps étranger, irrite les éléments cellulaires et en provoque la prolifération.

« L'œil ouvert, dit M. Poncet dans l'observation que nous venons de citer, et que nous reproduisons plus loin, laissa couler, au moment de l'examen, un liquide composé de cristaux de cholestérine en petite quantité, mais contenant en abondance ces cellules particulières à l'inflammation du corps vitré. En isolant avec soin les débris de la hyaloïde où le corps vitré semblait plus épais, nous avons retrouvé les formes caractéristiques

____

(1) Poncet. Gazette médicale de Paris, 1874, et Bulletin de la Société de biologie, 1874.

Boucheron.   6

de ces cellules muqueuses à longs prolongements, à protoplasma irrégulier, à double noyau. La plupart d'entre elles sont infiltrées de pigment, et, en quantité telle, sur certains points, que la forme primitive de l'élément disparaît sous l'amas de corps étrangers noirs. »

Ainsi certains troubles du corps vitré sont constitués par des cristaux de cholestérine et par des *granulations pigmentaires*, soit libres, soit englobées dans des éléments cellulaires. Il est clair que de pareilles opacités vitrées ne sont point justiciables d'un traitement par les courants continus.

Un *épanchement sanguin* peut faire irruption dans le corps vitré et en modifier pour longtemps l'aspect ophthalmoscopique. Il est à signaler que la résorption du sang épanché est quelquefois d'une durée fort longue et que le corps vitré recouvre rarement une transparence parfaite. La déchirure du tissu vitré, la présence des globules et de la fibrine agissant comme corps étrangers, amènent alors la prolifération des éléments propres du corps vitré, et des troubles plus ou moins étendus dans sa transparence. Je n'ai pas rencontré d'observation qui puisse me renseigner sur la valeur de l'électrisation dans ces circonstances.

Le pus, quelle que soit sa provenance, agit aussi, comme corps étranger, sur les éléments vitrés; mais ici c'est la maladie capable de produire ce qu'on a appelé *l'hypopyon postérieur*, qui joue le principal rôle.

Nous sommes conduit, après avoir étudié les troubles du corps vitré en eux-mêmes, à parler des affections qui les provoquent. Tous les auteurs admettent que ce sont les lésions de la choroïde et du corps ciliaire qui causent les troubles du corps vitré. Mais lorsque l'examen ophthalmoscopique est possible, on ne trouve, ǫ plus souvent, rien d'appréciable, ce qui, tout au moins, indique que les lésions ne sont pas très-marquées, ou qu'elles siégent dans un point inaccessible à l'ophthal-moscope, c'est-à-dire les procès ciliaires. Il faut ajouter aussi que le corps vitré ne redevient transparent que dans les cas bénins, et ceux probablement où les lésions sont le moins prononcées.

D'autre part, on voit des atrophies extrêmement éten-dues de la choroïde, avec des lésions très-peu marquées du corps vitré, à peine quelques corps flottants. Certai-nement il y a là un contraste frappant : d'un côté des lésions choroïdiennes presque invisibles (à l'ophthalmos-cope) et un trouble vitré énorme; de l'autre, une atrophie choroïdienne immense et quelques rares corps flottants.

L'examen histologique de la choroïde, dans un cas de trouble du corps vitré, va nous donner quelques expli-cations :

« La choroïde, » dit M. Poncet dans son observation toute récente, « sur des préparations plates, détachées avec le plus grand soin de la rétine, démontre l'alté-ration du pigment épithélial. Il n'est plus polygonal, ni régulièrement disposé; ici des plaques presque in-colores et garnies de vésicules colloïdes, là un amas irré-gulier sur des parties où il est impossible de reconnaître aucune structure épithéliale.

« Les coupes perpendiculaires de la choroïde nous donnent l'aspect décrit à propos de la rétine (zône des bâtonnets); mais en aucun point nous n'avons retrouvé cette altération verruqueuse si fréquente dans l'atro-phie rétinienne et choroïdienne, quelle qu'en soit l'ori-gine.

. « Au-dessus du liséré anhiste de la fibreuse, les altérations de la *choroïde étaient peu marquées;* elles provenaient plutôt de l'atrophie que de la prolifération embryonnaire; nous les avons longuement étudiées, précisément à cause de cet aspect particulier, et voici, après
avoir revu attentivement plus de cent coupes de ces
yeux, comment nous les résumons :

« La zone des gros vaisseaux choroïdiens près de la
lamina fusca offre, çà et là, des artères où l'inflammation a envahi les trois tuniques; d'autres où l'endartérite est plus marquée; mais, en somme, ces grosses
artères sont en majorité saines; c'est la conviction qui
nous est restée après comparaison avec des préparations
normales. L'endartérite, facile à constater par l'état du
liséré fibreux, était rare près de la *lamina fusca*.

« Le fait le plus frappant restait, en somme, l'*absence
de vaisseaux* dans certaines parties situées vers la chorio-
capillaire, sous l'épithélium. Le tissu était devenu purement fibreux, non vasculaire, ne présentant plus cette
disposition en orifice de toute grandeur, veineux et artériels, de grands et de petits diamètres, propres à la
choroïde saine. Un grand nombre de fins capillaires de
la partie la plus interne étaient altérés, par contre, certaines veines étaient dilatées outre mesure et formaient
de véritables varicosités. »

On reconnaît dans cette description, le même contraste entre le trouble opaque du corps vitré et les
faibles lésions choroïdiennes; sans doute, cette atrophie choroïdienne peut, à la rigueur, suffire à expliquer, dans le cas présent, les opacités vitrées; mais,
pourquoi n'observe-t-on pas de trouble vitré aussi
compact dans les atrophies choroïdiennes et les scléro-
choroïdites des myopes?

De plus, le cas de M. Poncet est un cas exceptionnel;
cette artérite généralisée n'a pas encore été signalée,
et elle ne peut pas, jusqu'à plus ample informé, servir
d'explication générale. Ici, elle aurait produit l'atrophie
de la chorio-capillaire, la desquamation de l'épithélium choroïdien, la migration du pigment dans la rétine et le corps vitré, et les troubles de cette humeur.
Mais, M. Poncet lui-même a observé cette même desquamation épithéliale de la choroïde, avec dégénérescence de la rétine et du corps vitré, sans artérite
préalable, dans les cas d'irido-choroïdite séreuse et de
décollement de la rétine au premier degré. Aussi, cet
éminent observateur admet-il que la membrane anhiste
de la choroïde, doublée de son épithélium pigmenté,
joue le rôle d'une séreuse, et que l'épithélium subit
aussi facilement la desquamation que l'épithélium des
autres séreuses. Le processus séreux (1) de cette cho-

---

(1) Résumé de l'examen anatomo-pathologique d'un cas de choroïdite séreuse survenue sous l'influence d'un zona ophthalmique.

On trouve les altérations déjà connues du ganglion de Gasser dans
le zona. Ce qui était remarquable, c'était l'altération peu marquée du
faisceau du nerf trijumeau, en comparaison de la destruction étendue
des fibres sortant des cellules ganglionnaires dégénérées. Il y avait une
infiltration inflammatoire très-forte du ganglion ciliaire : les nerfs ciliaires étaient dégénérés sur une grande étendue, et pouvaient être
suivis dans leurs plus fines ramifications sur la face postérieure du
corps ciliaire, dans le muscle ciliaire et à l'entrée de la cornée. (Plusieurs dessins démontraient ces altérations.)

Il n'y avait pas dans la cornée de changements dignes d'être notés.

L'iris montrait de l'œdème à un haut degré, un grand élargissement
des vaisseaux sanguins et une abondante extravasation de corpuscules
sanguins rouges. Des altérations analogues se trouvaient dans le segment antérieur du corps ciliaire; il y avait de l'œdème et de l'infiltration à éléments incolores dans le reste de ce corps. Dans la supra-cho-
roïde, il y avait surtout une dégénération particulière des cellules
pigmentées du stroma, se terminant par leur destruction étendue à
de grandes places. Le siége principal du processus se trouvait dans la
partie lisse du corps ciliaire : là il y avait des thromboses étendues
dans la zone antérieure des capillaires de la choroïde ainsi que des

roïdite séreuse chronique s'accomplirait sans léser profondément la choroïde elle-même, seul l'épithélium supporterait les transformations colloïdes et autres qui mettent le pigment en liberté, et provoquent secondairement les dégénérescences de la rétine, avec son décollement quelquefois, et les opacités vitrées. Ainsi, c'est grâce à ce processus séreux, attaquant la choroïde en surface seulement, que l'on n'observerait presque pas de lésions à l'ophthalmoscope et au microscope, si ce n'est celles de l'épithélium choroïdien.

Si l'on admet l'existence de ce processus séreux, qui est en dehors d'un état glaucomateux, on s'explique assez bien la pathogénie de plusieurs espèces de troubles vitrés.

petites veines qui en dépendent, dans la surface postérieure du corps ciliaire. Ensuite, il y avait une assez grande accumulation de corpuscules blancs sanguins dans les veines et un nombre assez modéré de cellules sorties dans leur voisinage.

Les changements dans la choroïde proprement dite étaient moins marquants.

Par hasard on a trouvé ici l'écheveau des vaisseaux hyalins (Gefässstränge) décrit déjà par H. Muller, qui se trouvait dans un petit foyer du pôle postérieur ; on pouvait constater que le processus tirait son origine des cellules adventices. L'épithélium pigmentaire du bord antérieur de la choroïde était détruit partiellement. Entre cette membrane et la rétine un peu décollée, il se trouvait un peu d'exsudat. Il y avait de l'œdème dans la rétine ainsi qu'un élargissement modéré des vaisseaux sanguins. Il en était de même du nerf optique.

Dans le corps vitré se trouvaient des cellules rondes dans une substance fondamentale en partie homogène, en partie finement ponctuée ou granuleuse. Ces cellules varient beaucoup suivant les endroits ; leur grandeur était différente et elles contenaient parfois des vacuoles. Nulle part on ne pouvait constater la formation d'éléments fusiformes niune dégénérescence par granulations graisseuses.

L'attention fut ensuite appelée sur la différence entre cette forme de l'inflammation et celle de la cyclite et de la choroïdite aiguë purulentes. Un coup d'œil a été jeté ensuite sur la manière dont on peut comprendre la relation entre l'affection décrite et l'altération du ganglion dépendant du zoster.

(Sattler. Société ophthalmologique de Heidelberg. — Session 1874). Annales d'oculistique.)

En effet, la choroïdite syphilitique, qui envahit souvent la rétine, au point qu'on a discuté longtemps si cette affection était choroïdienne ou rétinienne, s'accompagne d'un fin pointillé dans le corps vitré (je parle ici des cas les plus communs), et l'on voit, avec un faible éclairage, une sorte de pluie de fins corpuscules noirâtres, et quelquefois des flocons plus volumineux ; mais au début, et quand le trouble vitré n'est pas très-obscur, il est impossible de découvrir, généralement de lésions choroïdiennes. Plus tard, quand la guérison est obtenue, on reconnaît dans le champ choroïdien une disparition partielle du pigment superficiel, et c'est là tout.

Dans les cas plus rares et invétérés, il existe des changements plus accusés dans la couche du pigment, qui s'est accumulé en îlots irréguliers et noirâtres.

Dans d'autres cas, et je citerai l'obs. 70, p. 119, qui m'est personnelle, on ne retrouve même aucune trace de lésion choroïdienne. C'est probablement là ce qui arrive quand le processus est peu accusé, et quand la disparition complète du trouble vitré peut être obtenue.

Nous avons encore observé un cas d'iridocyclite, avec synéchies, chez un rhumatisant avéré ; après chaque attaque aiguë, le corps vitré se remplissait de fins flocons, et, à deux reprises, leur disparition est survenue assez rapidement sous l'influence des courants continus. Après l'éclaircissement du corps vitré, il nous a été impossible de trouver la moindre lésion choroïdienne à l'ophthalmoscope. Ici, naturellement, nous n'avons pu examiner l'état des procès ciliaires, mais les observations histologiques de M. Poncet relèvent très-rarement des lésions dans cette région... « Pas d'altération des solides, pas de prolifération anormale ; à peine quel-

ques globules blancs épars dans les lames cellulaires »
(obs. 1, des décollements de la rétine de Poncet).

Lorsque l'on ne retrouve pas de traces évidentes de
disparition du pigment épithélial choroïdien, dans ces
cas de processus séreux; le liquide séro-albumineux ou
séro-fibrineux exhalé dans le corps vitré, est probablement la cause de ces apparitions subites de flocons du
corps vitré signalées dans beaucoup d'observations.
C'est aussi à ces fluctuations, dans la nature ou dans
la quantité du liquide exhalé, que pourraient être rat-
tachées ces variations si fréquentes de l'acuité visuelle
dans ces affections.

Dans l'attaque de glaucome aigu, on voit aussi le
corps vitré devenir trouble, et se remplir d'une multitude de fins corps flottants. — On explique de même la
présence de ces opacités vitrées, par une exhalation,
dans le corps vitré, d'un liquide séreux. Après l'opération de l'iridectomie, ce trouble ne tarde pas à disparaître. Il n'y a pas eu de modification importante des
éléments du corps vitré, et la transparence parfaite du
milieu réfringent est bientôt rétablie. Après l'attaque
de glaucome, l'examen ophthalmoscopique le plus mi-
nutieux ne peut découvrir les traces d'un processus
quelconque dans la choroïde.

C'est une preuve de plus qu'il peut exister, dans le
corps vitré, une opacité très-prononcée sans altération
importante du tissu, et que, le processus générateur
étant terminé, une guérison complète et une transparence normale peuvent être obtenues.

Les observations de guérison rapide de troubles du
corps vitré, par les courants continus, se rapportent
probablement à des troubles analogues, c'est-à-dire
sans atteinte profonde à la structure du corps vitré.

Dans la choroïdite syphilitique, le processus présente une longue durée, et procède par poussées successives ; aussi, les courants continus n'interviennent utilement qu'à la fin pour débarrasser définitivement le corps vitré des débris qui l'encombrent.

Quand le trouble du corps vitré est un symptôme d'une *artérite généralisée*, ou d'un processus séreux chronique de la choroïde, avec destruction des cellules épithéliales de la choroïde, migration du pigment dans la rétine et le corps vitré, décollement de la rétine, altération colloïde des éléments de la rétine ou du corps vitré, transformation de ce dernier en tissu embryonnaire et conjonctif, et mélange de granules de pigment et de cholestérine, les courants continus, ainsi que les autres traitements, seront inefficaces.

OBSERVATIONS DE TROUBLES DU CORPS VITRÉ.

Obs. 49 (personnelle). — Irido-cyclite rhumatismale double ; synéchies postérieures complètes ; iridectomie pratiquée antérieurement sur les deux yeux ; troubles du corps vitré ; disparition des troubles du corps vitré sous l'influence des courants continus faibles, appliqués presque en permanence.

P... est entré dans le service de M. Cusco à l'Hôtel-Dieu, au mois de septembre 1874.

P... est un homme de 45 ans, souffrant depuis sept à huit ans de douleurs articulaires presque continuelles. A plusieurs reprises, il fut obligé de cesser tout travail, parce que ses membres étaient frappés tour à tour d'impotence fonctionnelle. Les attaques de rhumatisme étaient rarement fébriles ; mais lorsqu'une articulation était prise, elle restait longtemps douloureuse, elle se dégageait à peine qu'une autre était envahie.

Au moment de son entrée à l'hôpital, le malade présente des craquements dans les deux genoux, aux articulations tibio-tarsiennes et scapulo-humérales, les poignets sont raides, et les doigts malhabiles, sans déformation. Un bruit de souffle existe à la pointe du cœur et au premier temps.

La face est bouffie, tuméfiée, avec des varices capillaires sur la peau des pommettes. Le tissu cellulaire sous-cutané du reste du corps semble moins infiltré de sérosité que celui de la face. Pas d'œdème véritable aux membres inférieurs.

Il y a trois ans, ce malade a commencé à s'apercevoir que sa vue baissait peu à peu, des douleurs circumorbitaires peu intenses apparaissaient de temps en temps, puis les yeux rougirent un peu, et tout rentra dans l'ordre. Mais la vue resta moins nette. Plus tard, nouvelle apparition de douleurs sourdes, d'affaiblissement de la vue avec un peu d'injection oculaire.

Il y a un an, la vue s'affaiblit tellement que P... se décida à consulter un chirurgien, celui-ci, après quelque temps de traitement infructueux, lui pratiqua une iridectomie en bas, sur les deux yeux. Après l'opération, la vue s'améliora dans l'œil gauche, mais l'œil droit devint complètement aveugle.

Depuis quatre à cinq mois, nouvel affaiblissement progressif de la vue sur le bon œil. C'est là ce qui conduit le malade à la consultation de M. Cusco.

Etat des yeux à la fin d'août 1874 :

A droite comme à gauche, les paupières et les conjonctives sont saines. A droite, le cristallin opaque est de couleur gris blanchâtre; sur ce fond blanc se dessine une pupille très-irrégulière, resserrée, et complètement adhérente à la capsule, si ce n'est en haut et en dehors, dans l'étendue d'un millimètre, comme le démontre une faible dilatation par l'atropine.

En bas, la pupille artificielle, qui a été pratiquée antérieurement est fermée par des fausses memb.anes adhérentes. Le tissu de l'iris, décoloré, laisse apercevoir, en quelques points, entre ses fibres atrophiées, la couleur du cristallin opaque. La chambre antérieure est peu profonde, le plan de l'iris est à peu près vertical.

Une lumière, placée devant cet œil, est perçue dans toutes les directions. Pas de douleurs du globe à la pression.

L'existence de cette cataracte dans un seul œil semble, d'après le récit du malade. avoir été causée par un accident opératoire.

Pas d'atrophie du globe.

A l'œil gauche. on trouve une synéchie postérieure complète, la pupille artificielle, pratiquée en bas, est obstruée en partie par deux bandes membraneuses de couleur rouillée; la pupille normale est bordée de solides débris membraneux grisâtres. L'espace libre destiné au passage des rayons lumineux, est formé en partie de la pupille normale, en partie de la pupille artificielle. Malheureusement pour notre malade, une légère tache cornéenne vient encore apporter un élément de trouble dans l'exercice de la vision.

Cependant l'examen à l'ophthalmoscope est possible à travers le pertuis pupillaire, et permet de constater une papille rosée, normale, avec ses vaisseaux normaux. Une choroïde, moyennement pigmentée, sans taches atrophiques. Mais dans le corps vitré existe une multitude de corps flottants, sous forme d'une fine poussière noire, mise en mouvement par les déplacements du globe, et ne laissant apercevoir le fond de l'œil qu'à travers un brouillard. Pas de douleurs spontanées, ni à la pression du globe oculaire. Pas d'atrophie.

La construction de l'œil est hypermétropique, les vaisseaux rétiniens se déplacent en sens inverse du mouvement de l'œil.

Avec le verre + 10, le malade lit n° 12 de Jæger, le champ visuel est régulier.

Uue série de vésicatoires volants sur le front et la tempe, aidés de dérivatifs, ne produisent aucune amélioration.

Entré à l'hôpital, le malade est soumis à l'action d'une pile de deux éléments de Trouvé, l'électrode positif sur la nuque, le négatif sur le front. L'appareil est laissé en place toute la nuit, deux heures le matin et deux heures l'après-midi.

Sous les électrodes apparaissent, au bout de deux jours d'application, une rougeur diffuse et une éruption de vésico-pustules peu nombreuses.

Au pôle négatif, l'action de la pile sur la peau est un peu plus marquée.

Après cinq jours d'application, amélioration nette de la vision, lit le n° 10.

Huit jours après, le même état s'est maintenu, le n° 9 est déchiffré. A l'ophthalmoscope : le brouillard qui masque le fond de l'œil paraît moins intense, les particules noires moins volumineuses.

Vingt jours après le début, le n° 7 est lu sans difficultés ; le fond de l'œil est bien plus net, les corps flottants très-fins et difficiles à voir, sauf quelques-uns plus volumineux.

Après un mois d'emploi des courants, avec quelques interruptions involontaires, dues à l'application défectueuse des électrodes, à l'épuisement du sulfate de cuivre de la pile, etc., toutes interruptions vite reconnues à l'absence de rougeur de la peau ; après un mois d'action électrique sur l'œil, notre malade lit le n° 5, de l'écnelle typographique, et est presque débarrassé des corps flottants de son corps vitré : le fond de l'œil se montre avec une assez grande netteté (en ayant soin de le regarder obliquement par une portion saine de la cornée).

Comme il existe une tache cornéenne en face de la pupille, on n'espère guère obtenir une plus grande amélioration de la vision, et le malade se trouve très-satisfait de son état.

On continue cependant l'emploi des courants, afin de voir si l'on obtiendra quelque résultat sur les synéchies, les fausses membranes iriennes, sur l'opacité cristallinienne, sur les nombreuses lésions, enfin, que présentent les yeux du patient. Mais, après cinq nouvelles semaines d'application de l'électricité, nous n'avons aperçu aucune modification, soit dans la pupille, soit dans les fausses membranes, soit dans la cataracte.

Le malade sort de l'hôpital, le 4 décembre 1874.

Nous avons revu ce malade au mois de mars 1875, sous le coup d'une attaque d'irido-cyclite aiguë, à l'œil droit. Les douleurs à la pression de la région ciliaire, étaient extrêmement vives ; les douleurs spontanées, périorbitaires, la photophobie, l'injection perikératique, le larmoiement, tous les symptômes étaient au complet.

La vue de l'œil gauche était restée bonne jusqu'à ce moment. Mais pendant l'inflammation de son congénère, l'œil gauche se troubla un peu, quelques fins corps flottants apparurent dans le corps vitré, et l'application des mêmes courants, après la termi-

naison de l'inflammation de l'œil droit, rétablit la transparence de
l'humeur vitrée.

Obs. 50 (Giraud-Teulon, inédite). — Courants continus. Opacité vitrée
générale de l'œil gauche, éclaircie en deux séances de cinq minutes ;
l'acuité non mesurable est ramenée à 20⎸50.

Mme A..., 36 ans, très-belle complexion, se présente à nous à
la fin de février 1872; elle se plaint d'amblyopie : effectivement
ses yeux, qui paraissent emmétropes, ont une acuité relativement
faible, à droite S=$\frac{20}{75}$, nulle à gauche (les essais faits à distance).

L'examen ophthalmoscopique fait reconnaître à gauche, côté
le plus malade, un corps vitré complètement trouble, tenant des
flocons membraneux suspendus, et laissant à peine apercevoir la
région du disque (mais non le disque lui-même); à droite, côté
relativement sain, le disque optique est injecté, la rétine est
appauvrie au point de vue vasculaire.

L'état anémique de la malade est appuyé par le souffle carotidien, les renseignements généraux, et l'avis de ses médecins
antérieurs; il existe une très-grande excitabilité nerveuse.

Nous diagnostiquons une hyperémie des nerfs optiques, compliquée d'épanchements anciens à gauche ; (la malade a été traitée,
il y a plusieurs année, pour un épanchement dans l'œil gauche
par Follin).

Avant de commencer un traitement tonique et révulsif s'adres-
sant à l'état général et aux nerfs optiques, nous songeons à essayer
d'éclairer le corps vitré à gauche, au moyen des courants continus.

Le 5 mars. Le pôle positif (cuivre) d'une pile de Remak, à
12 éléments, est placé cinq minutes sur chaque œil, le pôle
contraire derrière l'oreille. (Nous nous occupons des deux yeux
à la fois, l'électricité continue nous ayant paru avoir quelques
effets dans les lésions nutritives des nerfs optiques.

Au bout de cinq minutes, la malade lit de l'œil gauche les
caractères 200 et entrevoit le 100. Pas de changement à droite.

Le 8. L'amélioration de gauche est conservée; nous appliquons
le même courant de la même manière, la malade lit 75 et déchiffre
un peu 50. Pas de changement à droite.

Ainsi, en deux séances, de cinq minutes chacune, le corps vitré
a été très-notablement éclairci : nous pouvons le conjecturer d'a-
près cette circonstance que pour l'O.D. on n'a pas vu, pendant ce
même traitement, son acuité améliorée ; elle est toujours arrêtée
au caractère 75 ; ce ne sont donc pas le nerf ou la rétine qui se seront modifiés.

Effectivement, l'examen ophthalmoscopique nous montre que
l'œil gauche a recouvré en partie sa diaphanéité; nous pouvons
étudier à notre aise le disque optique et reconnaître qu'il offre
exactement les mêmes conditions d'injection que l'autre.

Obs. 51 (Giraud-Teulon, inédite). — Opacités vitrées. Courants continus.

L..., 31 ans, cocher, 21 septembre 1871.

Epanchement floconneux dans l'œil gauche; cet œil ne lit pas le caractère no 200.

Origine sans doute spécifique.

Les courants continus, appliqués cinq ou six fois, *ont amené un peu d'amélioration mais rien de nettement mesurable.* Le malade a été mis au traitement mixte; il revient fort irrégulièrement; cependant, s'étant présenté le 28 décembre, parce que son œil droit se prend à son tour, nous reconnaissons la cause de l'inutilité des courants. La cause de la maladie a continué à produire ses effets. Dans l'œil droit on voit se former des néoplasmes choroïdiens (des gommes).

Le malade n'est pas revenu.

Obs. 52 (Giraud-Teulon, inédite). — Iritis spécifique double ; épanchements sanguins dans le corps vitré. Trois mois après, trouble persistant du corps vitré ; courants continus; amélioration rapide et considérable de la vision.

M. M., âgé de 28 ans, ancien malade de notre clinique, se présente à nous le 18 novembre 1869, pour un obscurcissement récent et presque complet de la vue. Il porte les témoignages d'une double iritis ancienne, avec synchisis des deux côtés. La chorio-capillaire est injectée. L'O. G. n'a d'acuité que $\frac{20}{200}$; à droite, elle est nulle.

L'iritis est spécifique d'origine dans l'opinion du médecin qui le traite; nous acceptons l'idée, et instituons le traitement mixte (sirop de Gibert).

2 décembre. Il revient avec des épanchements sanguins relativement considérables dans les deux corps vitrés.

21 février 1870, nous commençons l'application des courants continus ascendants : pôle positif sur l'œil, le négatif sous l'apophyse mastoïde. *L'effet en est merveilleux.*

Le sixième jour, l'acuité devient $\frac{20}{75}$ à gauche.

Le 10. L'O. D. lit le caractère 200 $\frac{20}{200}$.

4 avril. L'O. G.. $\frac{20}{30}$ OD.. *ut suprà.*

Revu le 10 novembre 1871. L'acuité est redescendue à droite à 0; à gauche à $\frac{20}{75}$, le malade continue sa profession.

Obs. 53 (Giraud-Teulon, inédite).— Opacités vitrées masquant complètement le fond de l'œil ; courants continus, huit séances de cinq minutes avec 12 éléments. Eclaircissements du corps vitré ; diagnostic du décollement de la rétine, masqué par le trouble du corps vitré.

Gouzy, sergent au 35ᵉ (1870).

Blessé à Chevilly le 30 septembre, est transporté au Grand-Hôtel, dans le service de M. Nélaton. Une balle lui a fracassé l'apophyse malaire gauche, a coupé le nerf facial : la face présente les caractères de la paralysie de ce nerf; l'œil paraît intact.

Au bout de six semaines, la plaie de la face étant presque guérie, les mouvements des paupières reparaissent en partie; l'œil, qui paraît toujours intact, ne distingue cependant aucun objet, mais seulement la lumière de l'obscurité.

M. Nélaton nous prie de l'examiner; la pupille a de ce côté les mêmes dimensions que du côté sain; elle a toute sa mobilité ainsi que le globe lui-même; rien d'extérieur, arcade orbitaire indemne.

Après dilatation préalable de la pupille, l'examen ophthalmoscopique nous met en présence d'un corps vitré absolument obscur, il est rendu tel par un fin pointillé; nous ne pouvons rien voir au delà de quelques millimètres, la profondeur de la chambre postérieure de l'œil nous restant cachée, le diagnostic est donc insuffisant.

Le malade pouvant se déplacer, nous le faisons venir à notre cabinet et le soumettons aux courants continus de Remak, comme il a été dit déjà. Avant la première séance, le 12 novembre 1870, le malade ne voit pas même la pancarte de notre échelle. Au bout de douze jours, soit environ 8 applications de cinq minutes chacune, le malade est beaucoup plus frappé par la lumière quantitative, mais il ne distingue toujours rien.

L'examen ophthalmoscopique nous montre alors, à travers le corps vitré très-notablement éclairci, un décollement de la rétine, perforée (sans doute par un épanchement) et une atrophie scléreuse de la papille).

Pour avoir été inutile au blessé, cette application des courants voltaïques ne saurait, on le voit, être indifférente à la science. Un diagnostic, impossible avant son intervention, est devenu facile après elle.

Obs. 54 (Giraud-Teulon, inédite). — Opacités du corps vitré dans un œil à tendances glaucomateuses ; amélioration de l'acuité en une séance de galvanisation ; progrès continu pendant trois autres séances ; disparition des corps flottants; diminution de la tension du globe. Plus tard, attaque glaucomateuse ; manie aiguë.

Rameau, 53 ans, envoyé par le docteur Baret, accuse une amblyopie prononcée à droite. L'examen ophthalmoscopique fait reconnaître une opacité générale du corps vitré, avec papille un peu glaucomateuse.

Le globe est dur, les pupilles paresseuses. A gauche l'acuité, = presque l'unité. A droite, à peine le caractère 200. Yeux emmétropes.

Après une séance de courant ascendant de 12 éléments de Remak, 5 minutes, l'acuité = 20/75.

Le 9, après deux ou trois séances, l'acuité a encore gagné, elle = 20/50; le globe est moins dur. L'examen ophthalmoscopique nous montre le corps vitré nettoyé. Mais le 14 il revient, il a eu une espèce d'attaque glaucomateuse: le corps vitré est redevenu tout à fait trouble; et l'électricité n'y produit plus rien.

Quelques jours après nous pratiquons l'iridectomie, mais sans profit ultérieur pour le malade. Des complications graves éclatent du côté du cerveau, accès de manie aiguë, ramollissement rapidement progressif.

Obs. 55, recueillie par M. Hiard, externe des hôpitaux, dans le service
de M. le professeur Trélat, à la Charité.

Le 13 mai 1872, entrait à l'hôpital, salle Sainte-Rose, lit n° 21, la
nommée Sarah R...., d'origine américaine (Pensylvanie). Elle a
toujours joui d'une bonne santé. Il y a cinq ans, elle fut atteinte
d'une violente névralgie faciale, qui ne lui laissa d'autre trouble
oculaire qu'un peu de larmoiement, qui disparut bientôt. Arrivée
en France, pour y étudier la peinture, elle fut atteinte, le 28 avril
1872, d'un trouble visuel de l'œil gauche. Tandis qu'elle peignait,
elle vit subitement comme un nuage s'interposer entre la toile et
son œil. Ce nuage persistant pendant plusieurs jours, elle vint
demander conseil au professeur Trélat.

Interrogée sur l'étiologie de cet accident, on ne trouve pour
cause qu'un refroidissement éprouvé pendant la nuit qui le pré-
céda. Elle ne ressent que quelques douleurs circumorbitaires; la
nuit elle ne voit point de cercle coloré autour des objets; l'œil, à
la pression, semble un peu dur.

L'examen ophthalmoscopique demontre : à droite, œil normal;
à gauche, troubles dans le corps vitré ; on distingue parfaitement
des corps flottants nombreux, épais, qui se déplacent pendant les
mouvements de l'œil; la papille se laisse à peine entrevoir.

M. Trélat diagnostique une choroïdite latente avec opacité du
corps vitré; il est d'avis de faire l'essai des applications de courants
électriques continus, se réservant, si aucun résultat n'était donné,
de pratiquer l'iridectomie.

M. Onimus voulut bien se charger de ces séances d'électrisation;
il commença le 17 mai. Il agit d'abord avec huit éléments, plaçant
le pôle négatif derrière l'oreille, et le positif sur la paupière gauche
fermée. Cette première application dura environ une minute ; mais,
jugeant que le courant n'était pas assez puissant, le docteur Onimus
ajouta deux éléments, et fit de nouveau passer le courant pendant
deux minutes environ ; cette seconde application donna à la malade
une sensation de brûlure sur la paupière. L'examen ophthalmoscopique fait après, semble révéler une diminution dans les troubles
du corps vitré; cependant, il n'y avait pas encore d'amélioration
fonctionnelle.

Les 18 et 20 mai. Nouvelle application des courants continus,
dans les mêmes conditions; pas d'amélioration fonctionnelle sensible.

Le 21. Examen ophthalmoscopique; on ne voit plus les corps
flottants qu'on apercevait le 17; mais l'opacité du corps vitré est
devenue plus générale.

Le 24. Les courants continus ont été appliqués dans les mêmes
conditions que précédemment. A l'ophthalmoscope, on peut voir
assez bien la papille, quand l'œil n'exécute pas de mouvements brusques; mais si on le fait porter vivement de haut en bas et de dehors
en dedans, et réciproquement, on voit l'opacité se reproduire, et
remplir comme d'un nuage le corps vitré.

Le 28. Les séances d'électricité ont été continuées chaque jour

avec quelques variations dans le nombre des éléments ; le corps
vitré paraît légèrement éclairci.

Le 31. Les séances ont été poursuivies. Il y a amélioration visuelle ; par moments, la malade voit même ; puis sa vue se trouble
de nouveau par l'interposition des corps flottants. L'examen ophthalmoscopique démontre une diminution de l'opacité. Le nuage qui
apparaissait presque uniforme les jours précédents, présente un
aspect grenu ; cependant on aperçoit encore quelques petits lam-
beaux flottants. En somme, amélioration très-sensible.

Le 4 juin. On continue toujonrs les applications d'électricité ;
l'aspect grenu du corps vitré s'accentue de plus en plus, mais on ne
peut distinguer encore la papille ; la vision, d'après la malade, est
meilleure.

Le 7. L'aspect grenu est très-accentué ; on aperçut la papille
comme une plaque brillante ; on ne peut cependant en délimiter
les contours.

Le 15. La malade n'a plus cette sensation de nuage qu'elle avait
eu jusqu'alors ; elle voit quelques points noirs flotter.

Le 21. Même état à l'ophthalmoscope ; au dire de la malade, la
vision est améliorée.

Le 23. La papille est devenue plus visible, on peut la circonscrire
malgré la faible dilatation de la pupille. Le mieux semble pro-
gresser.

Le 4 juillet. Mieux très-prononcé ; le corps vitré paraît très-pur, bien
que quelques corpuscules flottants s'aperçoivent quand la malade
regarde en bas ; la papille est aussi beaucoup plus distincte. Arrivée
à ce point d'amélioration si sensible, la malade, rappelée en Amé-
rique, est obligée d'interrompre son traitement.

Obs. 56 (Carnus. Thèse 1874).

Madame B., 34 ans, employée aux bains, se présente le 18 février dernier chez M. le docteur Onimus. Tempérament lymphatique, menstruation régulière, pas de maladies antérieures. Elle
souffre d'une irido-choroïdite subaiguë avec kératite. A l'examen
on constate : aux deux yeux, kératite, pupilles irrégulières, synéchies avec adhérences de la capsule antérieure. A l'éclairage latéral
on aperçoit des dépôts pseudo-membraneux sur la capsule antérieure du cristallin, reste d'anciennes adhérences rompues sous
l'influence de l'atropine. A l'ophthalmoscope, on aperçoit le fond
de l'œil à travers un trouble diffus, et des flocons d'apparence séro-
pigmentaire qui flottent dans le corps vitré. A l'œil droit, ils sont
plus nombreux et plus opaques qu'à l'œil gauche. De l'œil droit
elle lit le n° 12 de l'échelle de Jæger, et de l'œil gauche le n° 8.

Le traitement suivi jusqu'à ce jour a consisté en dérivatifs divers.
On commence l'application des courants continus, le pôle positif
étant placé au niveau du ganglion cervical supérieur, et le pôle
négatif sur la paupière supérieure de l'œil correspondant. La durée
de l'application ne dépasse pas deux minutes.

Le 24 février. Les synéchies qui étaient moins accentuées du côté
gauche ont complètement disparu ; restent les dépôts sur la capsule

antérieure du cristallin. A l'œil gauche, la diminution des troubles du corps vitré est notable. Traitement des kératites anciennes par les insufflations de calomel.

Le 20 mars. L'œil droit ne compte les doigts qu'à quinze pieds et lit le n° 12 de l'échelle de Jæger. A l'œil gauche l'acuité visuelle est plus grande, mais la malade ne peut lire que le n° 8 de la même échelle.

Le 26. L'œil droit compte les doigts à 18 pieds et lit le n° 14. L'œil gauche lit le n° 7. La kératite est très-améliorée sous l'influence des insufflations de calomel. L'œil gauche est presqu'; entièrement débarrassé, à peine quelques traces des plus ténues ; amélioration notable à l'œil droit.

Le 14 avril. L'œil droit lit le n° 8, et l'œil gauche le n° 1. Les troubles du corps vitré ont complètement disparu à l'œil gauche, ils sont très-considérablement diminués à l'œil droit ; l'électrisation est continuée.

Le 26. L'œil droit lit le n° 2. La vue de l'œil gauche est normale, Les troubles qui existaient encore à l'œil droit sont à peine sensibles. La malade satisfaite sans doute du résultat obtenu, ne s'est pas représentée.

Obs. 57 (Carnus).

Mme V..., 37 ans, se présente le 15 juillet 1872 avec les symptômes d'une irido-choroïdite ancienne, et des troubles du corps vitré consécutifs ; pupille irrégulière, synéchies l'ophthalmoscope fait constater des corps flottants, à forme membraneuse, dans l'humeur vitrée. — La malade, de l'œil droit, voit les doigts à 5 pieds, et lit difficilement le n° 18 de l'échelle de Jæger de l'œil gauche, elle voit les doigts à 3 pieds, et lit très-difficilement ; le n° 20.

L'électrisation des ganglions cervicaux supérieurs (de 6 à 8 éléments, et pendant une à deux minutes) est employée dix fois. Après ce traitement, la malade, satisfaite d'une amélioration profonde dans sa vue, cesse de se faire électriser, et ne reparaît que plusieurs mois après, le 13 mars 1873.

A cette époque, elle se présente avec une amélioration très-notable aux deux yeux. De l'œil droit, elle lit le n° 13 et voit les doigts à 12 pieds ; de l'œil gauche, elle lit le n° 16 et voit les doigts à 8 pieds.

Le traitement est repris, et après cinq séances d'électrisation, la malade peut lire facilement les caractères ordinaires, elle n'éprouve pas la sensation de mouches volantes ; les synéchies sont résorbées, la pupille presque régulière, le corps vitré, transparent. La guérison dans ce cas est complète, et l'efficacité des courants continus, manifeste.

Obs. 58. (Carnus). — Troubles du corps vitré ; iritis syphilitique avec
synéchies.

Mme L..., 28 ans, souffre depuis cinq à six mois de troubles de la vue à l'œil gauche, elle ne distingue les doigts qu'à

Boucheron.   7

la distance de 10 pieds; elle lit le n° 10 de l'échelle de Snellen difficilement.

A l'ophthalmoscope, on constate une exsudation dans le corps vitré, consécutive à une retinite spécifique. Il y a une forte hyper-hémie de la rétine, et la malade accuse en même temps des maux de tête des deux côtés. Des traces d'iritis, avec synéchies nombreu-ses sont constatées à l'examen de l'iris.

Après huit séances d'électrisation, la céphalalgie a disparu, l'exsudation membraneuse du corps vitré a notablement diminué.

Au bout de seize à dix-huit séances, l'état de la malade est con-sidérablement amélioré; la vue est presque normale et la plupart des synéchies n'existent plus.

Obs. 59. — Troubles du corps vitré, consécutifs à une artérite généra-lisée; thrombose du tronc basilaire. — Examen histologique, par le Dr F. Poncet (de Cluny), professeur agrégé du Val-de-Grâce. (Ann. d'ocul. 1874).

Ch..., sous-officier à la garde républicaine, âgé de 45 ans, entre à l'hôpital du Val-de-Grâce, le 4 août 1874, salle 13 (service d'ophthalmologie), pour les troubles de la vision.

Cet homme a conservé toute l'apparence d'une santé vigou-reuse; il est sanguin et fortement musclé. Interrogé sur ses anté-cédents, il déclare n'avoir jamais été malade, si ce n'est d'un acci-dent arrivé il y a 7 ou 8 ans, dans les conditions suivantes : étant un jour de faction, il est tombé sans connaissance, et, depuis cette époque, sa vue a, dit-il, constamment diminué. Nous avons appris encore, en dehors de ce que rapporte cet homme, qu'il a été soigné en 1868 pour une affection des reins, et qu'à plusieurs re-prises, un médecin civil lui a dit avoir constaté de l'albumine dans ses urines. Il nie toute affection syphilitique, toute habitude alcoolique. Nous ne trouvons aujourd'hui aucune trace de la pre-mière maladie; quant à la seconde diathèse, cet homme a 23 ans de service, et, si nous examinons l'état des vaisseaux, nous con-statons que les artères sont prises, à un léger degré, de dégéné-rescence athéromateuse; la radiale est sinueuse, dure sous le doigt; le volume et les bruits du cœur sont néanmoins normaux : jamais d'œdème aux malléoles. En un mot, sauf l'affection ocu-laire, il ne paraît exister aucune lésion grave, et la santé génerale est bonne : toutes les fonctions s'exercent régulièrement, à l'excep-tion de la vue.

Examen des yeux. — La vision est complètement abolie du côté droit, le malade ne distingue pas le jour de la nuit, et dit n'avoir pas la sensation d'une lampe passant devant cet œil.

A gauche, à la distance d'un pied, la main étendue n'est pas vue tout entière. Ch... ne peut en distinguer confusément que les doigts, qu'il lui serait même impossible de compter.

La cécité est donc à peu près complète. Aucune lésion de la cornée ni de la conjonctive n'est visible : les deux pupilles se con-tractent sous l'influence de la lumière; toutefois à un éclairage ordinaire, elles sont largement dilatées; cet homme ouvre en grand les paupières, porte la tête haute, fixe, cherchant la lumière.

Les deux globes ont leur consistance normale, peut-être celui de gauche est-il plus tendu : du reste, c'est à gauche que persistent encore quelques phosphènes, et qu'une céphalalgie frontale assez vive se fait sentir de temps en temps,

A l'éclairage oblique, les cristallins sont transparents ; il n'existe aucune trace des synéchies.

L'examen à l'ophthalmoscope, à un faible éclairage, permet de reconnaître un état jumenteux du corps vitré, formant un trouble assez dense pour ne plus laisser reconnaître ni vaisseaux, ni papille. Nous ne constatons ni paillettes brillantes, ni flocons noirs, ayant l'aspect de fausses membranes mobiles ; c'est un trouble général uniforme.

L'état de l'œil gauche est absolument identique, sauf une moindre intensité de ces troubles, qui laissent entrevoir la papille à bords indistincts, et des veines dont les détails de tension sont impossibles à saisir, même à un éclairage très-vif.

Le premier symptôme constaté étant cette opacité de l'humeur vitrée, j'instituai le traitement suivant : iodure de potassium à dose progressive jusqu'à 2 grammes. Un verre d'eau de Sedlitz tous les matins. Bains de vapeurs tous les deux jours. Courants continus de 10 minutes, avec 6 éléments de Gaiffe, chaque matin.

Un mois de ce traitement n'amena aucune amélioration, et peut-être même la vision diminuait-elle encore du côté gauche : le fait est que cet homme ne pouvait se conduire seul, et qu'un aide lui était devenu constamment nécessaire.

En désespoir de cause, et songeant à l'existence d'une choroïdite, le malade se plaignant d'une céphalalgie frontale plus intense depuis quelques jours, je pratiquai aux deux yeux, à dix jours d'intervalle, une large iridectomie antiphlogistique.

Les suites de l'opération furent simples : les cicatrices étaient parfaites en six jours et les pupilles restaient disposées en trou de serrure.

La cécité ne se modifia point. L'état général était, du reste excellent. Cet homme ne se plaignait de rien.

Le 18 novembre, Ch... est pris subitement d'un vertige et tombe foudroyé : en le relevant, on constate qu'il est paralysé du côté gauche. Le médecin de garde avait signalé des contractions cloniques au début de l'accès.

Le 19 au matin, à ma visite, la paralysie était complète : le malade nous reconnut, comprit ce que nous lui disions, et articula quelques mots : les membres n'étaient plus dans une flaccidité absolue, il y avait même au bras un léger degré de contracture. Le pouls était plein, tendu comme d'habitude chez cet homme. La face était plutôt pâle que congestionnée.

Les 20 et 21 novembre, le malade va mieux, reconnaît sa femme, cause même avec elle : la paralysie semble diminuer.

Le 22, un deuxième accès analogue au premier survient, qui emporte le malade en quelques heures.

Autopsie, vingt-quatre h. après la mort, le 14 décembre. — La cavité crânienne présente un épaississement des méninges, avec des taches laiteuses multiples. Les artères du cerveau sont athéromateuses ; le tronc basilaire durci est rempli dans toute sa longueur par un caillot tres-résistant, fibreux. Des coupes verticales de l'encéphale ne démontrent aucune lésion spéciale, sinon dans un point, près de la valvule de Vieussens, le long du pédoncule cérébelleux supérieur droit; dans les tubercnles quadrijumeaux et les corps genouillés du même côté, la substance cérébrale est ramollie et d'une coloration pigmentée très-évidente, surtout si on la compare aux mêmes parties du côté opposé.

Cœur. — Dégénérescence athéromateuse de la première partie de l'aorte, mais sans autre altération des valvules.

Congestion pulmonaire très-intense.

Reins. — Normaux dans leur volume et non mamelonnés, la substance corticale et les pyramides sont d'aspect régulier,

Les deux yeux furent plongés dans le liquide de Müller, avec l'artère basilaire, et examinés après durcissement.

Globe oculaire. — Cet examen, fait sur les deux yeux, ne comportant pas de différence essentielle pour chacun des organes, nous ne ferons qu'une seule description.

Nerf optique. — Le tronc du nerf jusqu'à la papille ne fournit absolument rien d'anormal: les fibres en sont nettes : non granuleuses, formant des faisceaux de volume norm al. Les cellules de la névroglie et le tissu lamineux interstitiel sont en quantité régulière. L'artère centrale n'est le siége d'aucun phénomène inflammatoire, et, sur des coupes perpendiculaires à son axe, le liséré de la tunique élastique n'est pas garni en dedans, d'une végétation cellulaire nouvelle. L'épaisseur des parois artérielles, comparée à une coupe normale, est reconnue saine.

Les gaînes du nerf ne présentent rien à signaler. La papille est très-régulière : c'est ainsi que sa hauteur, à la coupe qui passe par l'artère et avant les premiers éléments rétiniens, est de 7/10 de millimètre ; les faisceaux nerveux y sont très-nets, bien séparés, et sans prolifération cellulaire interstitielle d'aucune nature.

Le seul point à noter, c'est la présence, au fond de l'entonnoir physiologique, d'une grande quantité d'éléments cellulaires ronds, à un ou deux noyaux. Ils sont agglomérés dans ce cône au-dessus de la limitante interne et proviennent du corps vitré.

Le long d'une artériole papillaire, voisine du corps vitré, dans sa gaîne adventice, nous commençons à rencontrer quelques cellules embryonnaires plus petites que les précédentes et annonçant un travail inflammatoire.

Rétine. — La rétine est profondément altérée dans sa structure ; nulle part, sauf dans les environs de la tache jaune de l'œil gauche, nous n'avons rencontré de bâtonnets, ni de cônes : ces éléments étaient remplacés, entre la limitante externe de la rétine et le liséré anhiste de la choroïde, par un mélange de vésicules colloïdes pyriformes, sphériques, ovales, confondues avec des cellules pigmentaires épithéliales en voie de dégénérescence.

Les premières vésicules provenaient de la déformation des éléments nerveux, les deuxièmes étaient fournies par le revêtement polygonal de la choroïde. Cette disposition s'étendait sur toute la circonférence du globe oculaire : toutefois, nous n'avons point constaté d'exsudat gélatineux entre la rétine et la vasculaire, comme dans certains cas de choroïdite.

Les couches des grains, les couches moléculaires, présentaient une altération spéciale : tous les éléments qui les composaient étaient infiltrés de fines granulations pigmentaires d'un noir jaune, analogues à celles qui colorent l'épithélium choroïdien. Cette infiltration était peu considérable, et c'est avec de forts grossissements qu'il était possible de distinguer ces petits corps étrangers dans le liquide des cellules ; mais elle était générale à ce degré : toutefois, cette infiltration ne s'accompagnait pas, pour les grains, de dégénérescence colloïde.

Dans la région des cellules sympathiques, l'infiltration était plus marquée : protoplasma et noyaux étaient chargés de points noirs.

Sur une ou deux cellules restées saines on pouvait compter plus de vingt cellules sympathiques devenues blocs colloïdes sans aucune trace d'organisation. Cette dégénérescence des cellules sympathiques était surtout accentuée près des taches jaunes; dans ces régions, les mailles du réseau de la couche externe des grains étaient aussi chargées de blocs colloïdes.

Ces imprégnations isolées des éléments par les granules pigmentaires n'empêchent point, çà et là, et surtout en s'éloignant de la papille, les infiltrations en bloc de la matière colorante : ce sont alors de véritables bandes colorées en noir, qui traversent toute la rétine jusqu'à sa limitante interne. Ces migrations se font quelquefois loin du voisinage d'un vaisseau, mais le plus souvent elles aboutissent à une artériole.

Les artères de la rétine sont le siége d'une prolifération des plus accentuées dans toutes leurs parois : la lumière des vaisseaux est étouffée sous la végétation cellulaire de toutes les tuniques. Celles-ci refoulent alors latéralement les fibres de Muller, et en dehors des couches moléculaires et les grains : à tel point que souvent un vaisseau remplit à lui seul toute l'épaisseur de la rétine.

Les cellules embryonnaires sont abondamment mélangées de cellules pigmentaires, en plus grande quantité sur les parties externes, mais aussi dans l'épaisseur même de l'artère.

Il n'est pas rare de rencontrer, sur ces préparations, des vaisseaux dont les parois sont tout à fait adossées sous la pression des cellules nouvelles.

Les préparations plates de la rétine sont au moins aussi démonstratives : après avoir chassé avec un pinceau les couches les plus externes de cette membrane, lavé la limitante interne, et rendu la rétine transparente par le baume, il est facile de reconnaître le parcours des vaisseaux, tracé par des pigmentations noires : celles-ci siégent, soit en plus grande quantité, dans la gaine lymphatique artérielle, soit dans l'épaisseur du vaisseau lui-même, formant une masse opaque qui étrangle la lumière artérielle. Si le vaisseau se divise, le pigment prend alors l'apparence d'une étoile à trois branches.

En quelques points, le pigment apparaît dans la rétine sans qu'il soit possible de reconnaître l'artère qui l'a guidé. Il est alors situé dans l'intervalle des mailles formées par l'expansion du nerf optique. Au milieu de ce réseau apparaissent de rares cellules sympathiques parmi de nombreux groupes colloïdes. Nous retrouvons, en un mot, l'aspect signalé dans nos coupes perpendiculaires.

L'œil ouvert laissa couler, au moment de l'examen, un liquide composé de cristaux de cholestérine en petite quantité, mais contenant en abondance ces cellules, particulières à l'inflammation du corps vitré. En isolant avec soin les débris de la hyaloïde où le corps vitré semblait plus épais, nous avons retrouvé les formes caractéristiques de ces cellules muqueuses à longs prolongements, à protoplasma irrégulier, à double noyau. La plupart d'entre elles sont infiltrées de pigment et en quantité telle, sur certains points, que la forme primitive de l'élément disparaît sous l'amas de corps étrangers noirs. Le cristallin, les procès ciliaires, la zone ciliaire ne présentaient rien d'anormal.

Choroïde. — La choroïde, sur des préparations plates, détachées avec le plus grand soin de la rétine, démontre l'altération du pigment épithélial. Il n'est plus polygonal, ni régulièrement disposé ; ici des plaques presque incolores et garnies de vésicules colloïdes, là un amas irrégulier sur des parties où il est impossible de reconnaître aucune structure épithéliale.

Les coupes perpendiculaires de la choroïde nous donnent l'aspect décrit à propos de la rétine (zone des bâtonnets), mais en aucun point nous n'avons retrouvé cette altération verruqueuse si fréquente dans l'atrophie rétinienne et choroïdienne, quelle qu'en soit l'origine.

Au-dessus du liséré anhiste de la fibreuse, les altérations de la choroïde étaient peu marquées, elles provenaient plutôt de l'atrophie que de la prolifération embryonnaire. Nous les avons longuement étudiées, précisément à cause de cet aspect particulier, et voici, après avoir revu attentivement plus de 100 coupes de ces yeux, comment nous les résumerons :

La zone des gros vaisseaux choroïdiens près de la lamina fusca offre çà et là des artères où l'inflammation a envahi les trois tuniques ; d'autres où l'endartérite est plus marquée ; mais, en somme, ces grosses artères sont en majorité saines : c'est la conviction qui nous est restée après comparaison avec des préparations normales.

L'endartérite, facile à constater par l'état du liséré fibreux, était rare près de la lamina fusca.

Le fait le plus frappant restait en somme l'absence de vaisseaux dans certaines parties situées vers la chorio-capillaire, sous l'épithélium. Le tissu était devenu purement fibreux, non vasculaire, ne présentant plus cette disposition en orifice de toute grandeur, veineux et artériels, de grands et de petits diamètres, propre à la choroïde saine. Un grand nombre de fins capillaires de la partie la plus interne étaient altérés : par contre, certaines veines dilatées outre mesure formaient de véritables varicosités.

PROCÉDÉ OPÉRATOIRE.

M. le professeur L. Lefort, notre excellent maître, lut à l'Académie de médecine dans la séance du 7 juillet 1874, un travail dans lequel il proposait d'appliquer, à la guérison des opacités du corps vitré, les courants continus faibles et permanents.

Nous ne saurions mieux faire que de reproduire les principaux passages de cette communication, qui vient d'inaugurer une nouvelle méthode thérapeutique.

« Dans la séance du 6 mars 1872, dit M. Lefort, j'ai communiqué à la Société de chirurgie un travail ayant pour but de faire connaître une nouvelle méthode d'application de l'électricité, méthode consistant en la substitution des courants continus faibles et permanents, aux courants énergiques et temporaires dans la paralysie, les contractions musculaires et les lésions de nutrition. La communication que j'ai l'honneur de faire à l'Académie a pour objet l'application de cette méthode au traitement des opacités du corps vitré, application heureuse, puisqu'elle m'a permis de rendre en quelques semaines l'intégrité de la vision à des malades atteints d'une cécité jusque-là incurable. »

Rappelant en quelques mots l'action de la faradisation, et de la galvanisation sur les muscles, M. Lefort ajoute :

« Mais je n'ai point à faire le parallèle des courants induits et des courants directs de la pile sur les paralysies et les contractions musculaires ; ma communication porte sur un autre point : elle a trait à l'influence que peut avoir sur la nutrition et sur la guérison des lésions de nutrition l'application de l'électricité.

«Dès 1865, il m'avait semblé que puisque les courants faradiques et galvaniques agissent sur le muscle par l'intermédiaire du nerf, ils pourraient bien aussi, en excitant l'action du nerf, agir sur tous les phénomènes qui sont, d'une manière immédiate, sous l'influence de l'innervation, c'est-à-dire sur la calorification, la nutrition et le fonctionnement des organes.

«L'action des courants continus sur lanutrition a, du reste, été reconnue et mise en lumière par Remack, Brown-Sequard, Schiff, Legros et Onimus, Hitzig, etc., mais ils employaient, soit dans les expériences physiologiques, soit surtout dans les applications thérapeutiques, des courants énergiques dont l'action n'était continuée que pendant des séances de quelques minutes de durée. Or l'action du système nerveux sur la nutrition étant essentiellement permanente, il me parut nécessaire de rendre aussi permanente que possible l'application des courants. De plus, si l'électricité peut exciter l'action nerveuse, elle ne saurait la remplacer, aussi me paraît-il non-seulement inutile, mais nuisible d'employer des courants énergiques qui pourraient non-seulement exciter, mais perturber l'action du système nerveux. Je fis donc usage d'éléments de petit volume, d'une force électro-chimique assez faible, employés en petit nombre (deux, trois, quatre au plus), mais dont l'usage était ou permanent, ou longtemps continué, sinon jour et nuit, du moins pendant toute la nuit.

«Une idée erronée sur le mode d'action de l'électricité s'était opposée, jusqu'à la publication de mon travail, à l'emploi des courants d'une faible tension.

« On professe, en général, cette opinion que, pour vaincre la résistance opposée par les téguments au passage d'un courant qu'on veut faire pénétrer jusqu'aux muscles, il faut employer des appareils à forte tension, et, par conséquent, des piles comprenant un grand nombre d'éléments, puisque la tension électrique ne s'obtient que par la multiplicité des éléments. Aussi ne manqua-t-on pas de m'objecter que deux éléments dont la communication n'est établie que par la peau interposée entre deux réophores placés à de grandes distances, ne sauraient vaincre cette résistance ; le courant me dit-on, ne passe pas ; ou, s'il passe, le circuit est complété par la surface de la peau, et l'électricité ne saurait agir sur les parties profondes. Ces objections tombent devant les faits. La preuve que le courant passe (1), c'est qu'on est exposé, pour peu que le cuivre des réophores porte directement sur la peau ou si l'épaisseur du linge mouillé interposé est trop faible, à voir survenir des eschares, eschares petites, peu profondes, mais qui n'en sont pas moins désagréables pour le malade, et qui constitueraient un inconvénient sérieux, si l'on n'était pas certain de s'en garantir en observant les précautions nécessaires.

« Quant à la pénétration du courant, si l'on ne peut la démontrer, on peut du moins affirmer (2), par l'observation de guérisons aujourd'hui nombreuses, que l'application permanente d'un courant faible à la surface du corps agit puissamment sur les parties profondes et sur des organes fort éloignés de la peau. Peut-être

(1) Si l'on fait traverser le corps humain, des pieds à la tête, par le courant produit avec un seul élément, on voit se dévier l'aiguille d'un galvanomètre, pourvu que ce dernier soit assez sensible. (Expérience de l'auteur A. B.)

(2) Voir plus haut page l'observation de paralysie de la vessie.

pourrait-on admettre que ce courant, très-faible, agit à distance sur les nerfs et les courants électriques de nutrition, comme un courant d'après les expériences d'Œrsted et d'Ampère agit à distance sur l'aiguille aimantée et sur un autre courant.

Quoi qu'il en soit, si les explications sont toujours fort hypothétiques et incertaines, les faits ne peuvent laisser de doute sur l'efficacité de la méthode. Encouragé par l'observation de guérisons obtenues dans des cas de contracture ou de paralysie avec atrophie, j'ai tenté, un peu empiriquement, je ne cherche pas à le dissimuler, l'emploi de la méthode dans des cas où les lésions de nutrition constituaient toute la maladie. J'ai eu recours aux courants continus faibles et permanents dans deux cas de cécité amenée par une opacité du corps vitré, et les résultats ont dépassé toutes mes espérances, puisqu'en quelques semaines les deux malades ont retrouvé l'intégrité de la vision. Voici sommairement ces deux observations :

Obs. 60. — Le nommé G..., âgé de 25 ans, exerçant la profession de terrassier, se présenta à la consultation ophthalmologique de l'hôpital Lariboisière, le 19 avril 1872. Depuis plusieurs années, la vue a diminué peu à peu de l'œil droit; elle est actuellement complétement perdue. Du côté gauche, la cécité n'est pas aussi complète, mais le malade peut à peine voir assez pour se conduire ; de ce côté, les accidents ne remontent qu'à quelques mois. A l'ophthalmoscope, on constate les phénomènes suivants : la pupille est dilatée et à peine contractile ; au travers de cette pupille, on ne voit qu'une sorte de nuage grisâtre qui, à droite, cache complétement le fond de l'œil, et qui, à gauche, laisse seulement deviner l'endroit qu'occupe la papille optique.

Le 24 avril, je le soumets aux courants continus en appliquant sur chaque tempe une plaque de cuivre recouverte d'un linge imbibé d'eau, et servant de réophore à deux petits éléments de Morin au sulfate de cuivre. L'application est permanente de jour et de nuit. Le 3 mai, le malade commence à voir assez pour pouvoir distinguer de l'œil gauche des objets d'un volume plus considérable ; dans l'œil droit, il accuse seulement une sensation lumineuse très-nette, quand on dirige sur cet œil la lumière réfléchie par l'ophthalmoscope, ce qui n'existait pas lors de son entrée à l'hôpital. Des affaires personnelles l'obligent à quitter l'hôpital ; il voit du reste assez pour marcher sans aucune hésitation.

Quinze jours après, le malade se représente à la consultation et nous raconte qu'à sa sortie de l'hôpital, encouragé par les résultats obtenus, il était allé chez M. Morin acheter deux petits éléments au sulfate de cuivre, mais il avait, par accident, renversé les vases et laissé écouler le liquide, de sorte que, depuis quinze jours, le traitement ayant été interrompu, l'amélioration obtenue à l'hôpital avait été en partie perdue. Nous lui donnâmes du sulfate de cuivre pour recharger ses piles, et comme il y voyait déjà assez pour reprendre son métier de terrassier, il ne fit usage des courants que pendant la nuit. Après trois semaines de traitement, le malade allait chez le fabricant, lui demandant de vouloir bien lui racheter ses deux petites piles, dont il n'avait plus besoin, l'usage des courants ayant ramené le rétablissement complet de la vue.

Obs. 64. — Le nommé J... (Nicolas), âgé de 46 ans, plombier, fut pris, sans cause appréciable, vers le mois de novembre 1873, sans maux de tête ni étourdissements préalables, d'une perte subite et complète de la vue. Au milieu de son travail, il se trouva tout à coup plongé dans une profonde obscurité, n'apercevant que des flammes et des pointes de feu de couleur rouge. Deux heures après, la vue revint un peu, et seulement assez pour permettre au malade de se guider pendant la marche. Depuis ce moment, il y a eu des alternatives de bien et de mal, mais le mieux n'alla jamais jusqu'à permettre au malade de travailler. Il entre à l'hôpital Beaujon le 8 décembre 1873, et nous constatons l'existence d'une névrite optique caractérisée à l'ophthalmoscope par une suffusion séreuse au devant de la papille, dont les bords sont effacés. Les purgatifs, les sangsues sur la région temporale, les vésicatoires, la belladone, ne procurent qu'une amélioration à peine sensible. Découragé, le malade sort de l'hôpital le 23 décembre.

Après son départ, son état s'est aggravé, et lorsque, le 5 février 1874, il rentre de nouveau dans mon service, la vue est à peine suffisante pour que le malade puisse se conduire. Le traitement consiste en vésicatoires volants sur la région temporale. Le 20 février, une nouvelle attaque subite a lieu dans la journée. La cécité est absolue, le malade aperçoit seulement des flammes rouges. Puis, deux heures après, la vue se rétablit comme avant l'attaque, mais peu à peu elle baisse, et le 5 mars, le malade pouvait seulement distinguer où étaient les fenêtres de la salle. L'examen ophthalmoscopique pratiqué sur les deux yeux ne permet pas de voir la papille ; à l'éclairage oblique, le corps vitré a une teinte opaline. La pupille est dilatée et immobile. J'applique sur chaque tempe une plaque aboutissant à deux petits éléments de Morin.

15 mars. Le courant a été maintenu jour et nuit depuis dix jours. Au début, le malade a éprouvé quelques douleurs dans les deux yeux et la sensation d'éclairs ; les deux conjonctives sont un peu

vascularisées. Depuis deux jours, le malade constate une amélioration sensible qui, du reste, a commencé dès le troisième jour. Aujourd'hui, il peut distinguer les objets un peu volumineux qu'on lui présente.

Le 20. L'amélioration a fait de nouveaux progrès ; pour me les faire constater, le malade me remet à la visite une lettre de remercîments qu'il a pu m'écrire la veille.

Le 26. Depuis le 17 mars, époque à laquelle l'amélioration a commencé à être très-notable, le malade se plaint de voir, dans l'œil gauche, un petit point noir de la grosseur d'une lentille, qui se place au centre des objets sur lesquels il fixe ses regards. Le 26 mars, il ne reste de ce côté qu'un léger brouillard ; à droite, la vision est un peu moins parfaite, mais elle est cependant suffisante pour permettre au malade d'enfiler facilement une aiguille, exercice qu'il se plaît à répéter devant moi pendant la visite,

L'application des courants n'est plus faite que pendant la nuit.

2 avril. Le malade sort de l'hôpital ; la vue est tout à fait rétablie, mais par suite d'un certain degré d'hypermétropie, elle ne s'exerce facilement qu'au moyen de lunettes garnies de verres convexes n° 15. J... vint me voir de temps en temps à l'hôpital, car j'ai tenu à constater la permanence de la guérison. Elle ne s'est pas démentie, ainsi que vous pouvez le constater, car j'ai amené le malade pour le soumettre à votre examen.

«Ainsi, comme le prouvent ces deux observations, les courants continus employés de la façon que j'ai fait connaître dans mon travail de 1872, permettent d'espérer la guérison dans des cas jusqu'ici rebelles à toute espèce de traitement. »

« Quoi qu'il en soit, l'on peut affirmer aujourd'hui que, dans beaucoup de cas, l'usage des courants faibles et permanents peut se substituer à l'usage des courants énergiques et temporaires ; cette substitution est même indiquée quand il faut combattre des lésions de nutrition telles que les paralysies avec atrophie, ou lorsqu'on veut exercer une action continue sur le fonctionnement d'un organe. Cependant on ne saurait prétendre que ce mode d'emploi de l'électricité puisse remplacer la faradisation et la galvanisation par les piles à forte tension. Ces trois méthodes agissent d'une façon différente, mais leur étude est encore fort incomplète ; il serait prématuré et imprudent de vouloir indiquer avec précision et surtout limiter leur sphère d'application ; ce que nous pouvons faire, c'est étudier les faits, contrôler les résultats, en laissant à l'avenir et à une expérience plus complète le soin de poser des règles que l'on peut à peine indiquer aujourd'hui. »

Pendant le temps que nous avons passé, en qualité d'interne, dans le service de M. Lefort, à l'hôpital Beaujon, nous avons eu occasion de voir appliquer les courants faibles en permanence, pour différentes paralysies musculaires des membres et il nous a été facile d'apprécier la simplicité et la facilité de cette méthode. La guérison du malade, qui fait l'objet de la deuxième observation de M. Lefort, nous démontra d'une manière frappante l'efficacité de ce procédé d'électrisation.

Nous avions vu, en effet, ce malheureux perdre rapidement la vue, malgré tous les moyens rationnels employés en pareil cas, la névrite optique la mieux caractérisée, n'avait pu être enrayée, et dans notre conviction, cet homme était voué à une cécité définitive. On comprendra quel fut notre étonnement, quand nous apprîmes que malgré les nouvelles atteintes du mal, malgré la complication des troubles du corps vitré, la vision avait été récupérée, grâce à l'emploi de l'électricité. Sans doute, l'affection était récente, sans doute la maladie n'avait pas été abandonnée à elle-même, et les traitements judicieux qu'on lui avait opposés avaient empêché une destruction complète du nerf ; mais il n'en est pas moins vrai que la névrite optique la plus nette, avait débuté au mois de décembre, qu'elle avait amené la perte de la vue, que de nouvelles complications surgirent du côté des autres membranes de l'œil, puisque le corps vitré devint opaque, qu'au mois de février, la cécité était absolue et qu'après un mois de traitement par les courants faibles et permanents, la guérison était obtenue.

En présence d'un fait aussi authentique et aussi concluant, il nous semble qu'il faut attribuer une certaine efficacité à l'électricité.

Ce cas d'ailleurs n'est pas unique, et l'on trouvera au chapitre des névrites et atrophies du nerf optique, une observation très-analogue à celle-ci. Il s'agit aussi d'une névrite optique compliquée d'iritis, de choroïdite avec trouble du corps vitré sur un jeune homme atteint d'une syphilis méconnue au début. Même marche rapide de la névrite ; la cécité est bientôt complète et reste absolue pendant près de quatre mois, malgré le traitement antisyphilitique le plus énergique dirigé par M. Fournier, médecin de Lourcine et M. Galezowski. En désespoir de cause, et plutôt comme traitement moral, on applique les courants continus par la méthode de M. Lefort, et plus tard par la méthode ordinaire. Deux mois après, les opacités vitrées avaient disparu, le malade déchiffrait quelques mots, et deux mois plus tard il lisait le n° 2 de Snellen. Seulement le champ visuel est extrêmement rétréci et il n'y a qu'une petite région de la rétine autour de la macula qui ait recouvré ses fonctions.

Là encore l'intervention de l'électricité nous paraît avoir été très-utile. Doit-on attribuer les heureux effets de l'électricité à l'emploi d'une méthode plutôt que d'une autre ? La lecture des observations qui précèdent et qui sont empruntées a différents auteurs, prouve que tous les procédés d'application des courants continus comptent des succès. Les uns sont obtenus par les courants centripètes, les autres par les courants centrifuges, d'autres avec les courants forts, d'autres enfin avec les courants faibles ; tantôt les poles sont placés aux deux tempes, tantôt au front et à la nuque, tantôt sur les paupières et l'apophyse mastoïde ; quelques auteurs prétendent agir spécialement sur les nerfs sympathiques, d'autres se proposent d'agir sur tous les éléments anatomiques qui entrent dans l'œil, etc.

Choisir entre toutes ces théories, et tous ces procédés, et se décider en parfaite connaissance de cause, nous pàraît encore prématuré.

Ce qui est constant, c'est qu'il faut comprendre le globe oculaire dans un circuit électrique, que le nombre d'éléments ne doit guère dépasser huit ou dix, que la durée des séances avec les courants forts ne se prolonge pas plus d'un quart d'heure, en moyenne huit à dix minutes, et qu'il est utile de répéter ces séances tous les jours ou tous les deux jours.

3ᵉ SECTION

AMBLYOPIES SANS LÉSION.

Nous venons de voir, par la cure des troubles du corps vitré, par l'électricité, que cette force est capable d'agir sur la nutrition au point de modifier l'état anatomique d'un tissu. Mais c'est surtout dans les *troubles fonctionnels sans lésion appréciable* que se montre la puissance de l'électricité.

Nous avons observé, à la clinique du Dʳ Sichel fils, pendant que nous étions son chef de clinique, un cas *d'anesthésie spontanée de la rétine*, se manifestant sous forme de *scotome central*, chez un homme jeune, bien portant, sans trace de diathèse. La guérison fut obtenue très-rapidement par l'application des courants faibles et permanents, d'après la méthode de M. Lefort.

Obs. 63 recueillie à la clinique de M. Sichel fils (personnelle). — Scotome central ; courants continus faibles et permanents ; guérison en quatre jours.

M..., bijoutier, voyait très-bien le 9 juin ; le 14, au réveil, il s'aperçut que son œil gauche s'était troublé d'une manière très-évidente, et depuis le trouble s'est aggravé encore jusqu'à aujourd'hui.

Il existe un scotome central qui empêche de distinguer autre chose que le n° 19 de Jœger. Les dimensions de la lacune sont, mesurées sur un tableau placé à 50 centimètres de l'œil, celles d'un cercle de 20 centimètres de diamètre.

En dehors du scotome existe une zone plus claire, à peu près normale.

Le champ visuel est un peu rétréci.

A l'ophthalmoscope on trouve la papille rouge et les veines larges même un peu tortueuses; mais pour l'œil sain, l'aspect du fond de l'œil est le même; il y a une hypermétropie d'environ 1/30 et les efforts d'accommodation faits dans ces derniers jours pour continuer de travailler, ont provoqué un peu de congestion de l'œil et des douleurs de tête.

21 juin 1874. Avec l'œil malade, le 17 de Jœger est lu; c'est plutôt par les parties périphériques, que par la région centrale que cette lecture est effectuée. Le scotome occupe toujours le centre du point de fixation et la zône qui l'entoure.

Courants continus. Deux éléments de Trouvé.

Application du pôle positif au front (sensation de picotement.)

Durée de dix heures du soir à quatre heures du matin, c'est-à-dire six heures.

Le 22. Après cette première séance, le malade épèle le n° 8 au lieu du n° 17.

Réapplication de la pile de la même manière et pendant le même temps.

Le 23. Le troisième jour, les courants sont employés trois heures pendant la journée, et dans la nuit quatre heures.

Le 24. Nouvelle application.

Le 25. Le n° 1 de Jœger est lu à 15 centimètres avec un peu de difficulté cependant. La vision est maintenant redevenue parfaite.

Le malade a été revu un mois et demi après la guérison complète.

Comme sensations particulières éprouvées par le malade, celui-ci avait noté que le matin au réveil, la vue semblait s'obscurcir un peu. Les yeux paraissaient fatigués comme après une longue application de la vue.

Il faut remarquer aussi que le sommeil n'était pas très-calme, à cause de la préoccupation que donnait l'expérience de l'électricité et que la fatigue au réveil était assez naturelle.

Boucheron.

M. Secondi a publié plusieurs observations d'*anesthésie traumatique* de la rétine, sans altérations ophthalmoscopiques. Nous reproduisons l'analyse (1) des deux faits, où le traitement par l'électricité et les injections de strychnine, donna de bons résultats.

Obs. 66 (Secondi). — M. A.., 50 ans, fait un faux pas en descendant un escalier et vient frapper du front contre l'angle de la fenêtre. Saignant d'une plaie contuse située au sourcil gauche, il reçut du médecin un bandeau qui couvrait aussi l'œil gauche. Le lendemain seulement, l'attention fut attirée sur cet œil à cause de photopsies en forme d'étincelles qui importunaient beaucoup le malade.

Le troisième jour, M. Secondi est appelé. Il constate une amaurose complète, avec mydriase. Les phosphènes sont bien indiqués. Encore des sensations subjectives intermittentes. Pas de lésions à l'examen physique des milieux et du fond de l'œil, comparés à ceux de l'œil sain, aucune altération fonctionnelle sur le parcours des autres nerfs crâniens, rien qui indique une lésion centrale. Pas d'anesthésie frontale.

Traitement. — Injections de chlorhydrate de strychnine, deux par jour. La perception visuelle reparait dès la troisième dose. Amélioration progressive. Le douzième jour de traitement, la strychnine n'étant plus si bien tolérée, on passe à l'électrisation de l'œil. Le vingtième jour : Jœger nº 12. Enfin, guérison complète.

Obs. 67 (Secondi). — Jeune fille de 16 ans. Blessure de la conjonctive bulbaire par un corps dur (fragment de pierre ou de capsule) avec ecchymose. Du reste, aucune lésion de l'œil; toutes ses parties sont normales, V = un quart environ. La vision avait immédiatement diminué après l'accident. Pupille moins mobile que de l'autre côté. Galvanisation : le pôle négatif est promené sur le sourcil et la paupière, pendant que le pôle positif est appuyé sur une apophyse cervicale. Dès la première séance, la vue augmente, après trois séances, rétablissement complet.

On sait que les hypermétropes atteints de strabisme convergent sont, en même temps, affectés d'une *amblyopie* souvent considérable de l'œil dévié, amblyopie portant

(1) D'après les Annales d'oculistique.

surtout sur la vision centrale. Rien d'ailleurs dans l'image ophthalmoscopique ne peut rendre compte de cette anomalie.

La théorie généralement admise pour expliquer cet état de la vue est celle-ci :

L'hypermétrope gêné par la difficulté qu'il éprouve à faire concorder la force de son accommodation avec la convergence dans la vue de près, dévie l'un de ses yeux ; comme il doit se produire ainsi des images doubles qui empêchent la netteté de la vision, le malade fait abstraction de l'image perçue par l'œil dévié, et, pour rendre plus facile cette neutralisation d'une rétine, l'hypermétrope exagère encore la déviation, de manière à n'avoir qu'une image excentrique et diffuse.

La vision centrale mise ainsi de côté ne s'exerce plus, et, peu à peu, la macula perd son exquise sensibilité, la vision centrale disparaît et l'amblyopie *ex anopsiâ* est constituée.

On s'est demandé pourquoi cette neutralisation d'une des images ne se produisait pas chez l'adulte après un strabisme paralytique, car les images doubles persistent indéfiniment ? pourquoi l'enfant a seul le privilége de faire abstraction de l'image gênante ? Il n'y a pas de réponse satisfaisante. Aussi M. Abadie, se fondant sur les défauts de la théorie de l'amblyopie *ex anopsiâ* et surtout sur des explorations ophthalmoscopiques, où il a cru reconnaître, grâce à une disposition spéciale des vaisseaux rétiniens, une distribution anormale des fibres nerveuses sur la rétine et sur la macula, M. Abadie croit à une amblyopie congénitale. Quoi qu'il en soit, rien ne s'opposait à l'essai de l'électricité contre ce défaut de la vision, et, sur deux jeunes hypermétropes atteints d'une très-forte amblyopie avec strabisme convergent, nous avons appliqué les courants continus avec un certain succès, nous avons obtenu une certaine amélioration.

Dans cette observation nous avons trouvé une forte amblyopie que n'avaient guère améliorée les exercices visuels habituels. En d'autres termes, nous avons été en présence d'une anesthésie rétinienne persistante, malgré l'emploi méthodique de l'excitant naturel, la lumière. Il était logique d'essayer un excitant plus puissant, l'électricité. Un résultat *rapide* suivit les premières applications du courant électrique, et l'acuité visuelle augmenta du double. Au point de vue pratique, il n'est pas indifférent de doubler ainsi la force visuelle d'un œil dévié, par un moyen simple et inoffensif; et, lors de l'opération de la strabotomie, le résultat définitif sera bien plus sûrement atteint, si les deux yeux peuvent concourir efficacement à la vision binoculaire. Au point de vue théorique, ce fait tend à prouver que, dans l'amblyopie des strabiques, le défaut d'exercice n'est pas tout, puisque les excitants fonctionnels et artificiels sont incapables de modifier complètement cet état torpide de la rétine, tandis que beaucoup d'autres anesthésies rétiniennes sont heureusement influencées par l'électricité. La théorie de l'amblyopie congénitale, soutenue par M. Abadie, serait en partie justifiée par cet exemple, comme elle l'est déjà par l'abaissement bien connu de l'acuité visuelle dans les yeux atteints d'une forte hypermétropie.

En résumé, l'amblyopie des yeux strabiques serait composée d'une partie irréductible, c'est l'état congénital défectueux; d'une autre partie, modifiable lentement par les exercices méthodiques variés (occlusion de l'œil sain, loupes, stéréoscopes) et *plus rapidement par l'électrisation*.

Obs. 68 (personnelle). — Strabisme convergent; hypermétropie; amblyopie de l'œil dévié; diminution de l'amblyopie en quelques séances d'électrisation.

M. Georges R..., élève de Sainte-Barbe, atteint à l'œil droit d'une hypermétropie manifeste 1/15 avec une acuité 2|3, présente à l'œil gauche un strabisme convergent léger et une amblyopie très-accusée. De loin, il voit le n° 200; de près, à dix centimètres, il ne lit que le n° 20 de Snellen. Malgré des exercices répétés pendant quatre mois avec une loupe, et un bandeau appliqué sur l'œil sain, il n'y a presque pas eu d'amélioration.

Le 31 janvier 1875 a lieu une première séance d'électrisation avec 9 petits éléments de Trouvé, courant centripète. Pôle positif sur le front, pôle négatif sur l'apophyse mastoïde. Avant l'électrisation le n° 15 de Snellen n'est pas lu. Après une séance d'un quart d'heure les lettres du n° 15 sont lues couramment et quelques lettres du n° 12.

Huit jours après, le 5 février, l'amélioration a persisté. Après la deuxième séance G. R... lit très-couramment le n° 12 et quelques lettres du n° 10.

Troisième séance, le lendemain. N° 10 parfaitement et avec quelque difficulté le n° 8.

Quatrième séance, le jour suivant, n° 8 couramment, un peu le n° 7. La vision est moins excentrique.

Le 19 février, on applique chaque soir au collége Sainte-Barbe un courant faible de 2 éléments qu'on maintient toute la nuit. Pôle positif sur le front, pôle négatif sur le cou.

21 février, cinquième séance d'électrisation avec dix éléments. Une petite amélioration est encore obtenue, le n° 7 est lu et même deux petits mots du n° 5 peuvent être déchiffrés.

L'électrisation avec les courants faibles et permanents est continuée tout le mois de mars et une partie du mois d'avril. Mais l'acuité visuelle n'a plus augmenté, la durée de la lecture est peut-être un peu plus prolongée avec l'œil amblyope.

Quelques injections sous-cutanées de strychnine n'ont produit aucune modification.

Trois mois après, juillet 1875, on examine de nouveau l'état de la vision. L'acuité visuelle n'a pas diminué. Les n°° 8 et 7 sont encore us assez facilement de près, et de loin le n° 70 de Snell**en.**

Obs. 69 (personnelle). — Strabisme convergent opéré; amblyopie considérable de l'œil primitivement dévié; courants continus faibles et permanents; amélioration de l'amblyopie.

Un jeune homme de 17 ans entre à l'Hôtel-Dieu, salle Sainte-Marthe au mois de janvier 1875. Il est atteint d'un strabisme convergent très-prononcé, compliqué de nystagmus.

M. Cusco opère les deux yeux dans la même séance avec un bon résultat.

Dans le courant de février, ce jeune homme rentre dans le service ; et notre excellent maître, M. Cusco, nous fait appliquer les courants continus faibles contre l'amblyopie considérable de l'œil gauche. Cet œil lit à peine le nº 50 de Snellen à 10 centimètres. L'électrisation se fait à l'aide de deux petits éléments de Trouvé au sulfate de cuivre, pôle positif au front, négatif à la nuque. Les électrodes restent appliquées toute la nuit et quelquefois deux heures dans la journée. Rougeur, irruption vésiculeuse sous les plaques, surtout au pôle négatif. Il n'y a pas d'eschares, lorsqu'on n'emploie que deux éléments et que la durée du passage du courant ne dépasse pas huit à neuf heures.

Après dix jours d'électrisation irrégulière, le malade lit le nº 30 de Snellen.

Huit jours après, le nº 20.

Quatre jours après, le nº 15.

Arrêt de l'électrisation à cause d'une conjonctivite légère.

Le 2 mars notre amblyope lit encore le nº 15. Réapplication des mêmes piles. Le 8 mars 1875, il lit quelques lettres du nº 12 et même du nº 10. Le nystagmus a peu à peu disparu, mais la strabotomie est sans doute la cause de la guérison.

Sorti de l'hôpital pour insubordination.

Il est fâcheux que cette observation n'ait pu être complétée, mais telle qu'elle est, elle montre, que l'amblyopie des strabiques peut être modifiée par les courants continus. Ici l'amélioration a été lente, mais le procédé d'électrisation employé y est peut-être pour quelque chose. Dans le premier cas, on s'est servi d'un stimulant plus énergique (10 éléments) et les progrès de la vue ont été rapides ; dans le deuxième cas les courants étaient faibles, la stimulation peu intense et le bénéfice obtenu a été lentement acquis.

Nous n'avons pas trouvé dans les auteurs la relation d'autres cas d'amblyopie des strabiques, pour lesquels on ait tenté d'employer l'électricité. La disette de faits concluants doit nous rendre très-réservé sur les inductions qu'on peut tirer de ceux que nous avons été à même d'observer. Cependant comme M. Javal a insisté, avec beaucoup de raison sur l'utilité des exercices orthopédiques de l'œil dévié dans le but de rétablir la vision binoculaire avant ou après la strabotomie ; comme, au point de vue opératoire, la possibilité de la vision binoculaire rend le succès de l'opération plus certain et plus complet, il nous semble qu'avant d'opérer un strabisme avec amblyopie prononcée de l'œil dévié, il est bon de rétablir autant que possible les fonctions de cet œil soit par les moyens habituels qui sont lents et fatiguants, soit par l'électrisation qui paraît plus expéditive.

L'amblyopie toxique par abus de tabac et d'alcool est une sorte d'anesthésie rétinienne contre laquelle nous ne voyons aucun inconvénient à faire agir les courants continus.

Dans le service de notre maître M. Cusco, nous avons eu occasion d'en observer un cas, pour lequel l'électricité fut appliquée sous forme de courants faibles et permanents. Il s'agissait d'un homme de 50 ans, alcoolique convaincu, atteint d'une amblyopie assez marquée pour l'empêcher de travailler. En trois semaines, la vue s'améliora suffisamment pour permettre la lecture du n° 8. Le malade se déclara satisfait et demanda son exeat.

L'héméralopie sans lésion est rare dans la population civile de Paris, nous n'avons pu soumettre aucun malade au traitement électrique, mais M. Arcoleo, de Palerme (1), mieux placé pour observer cette affection, rapporte que dans 17 cas d'héméralopie sans lésion appré-

(1) Arcoleo (de Palerme). Compte rendu de la clinique ophthalmique de l'Université royale de Palerme pour les années 1867 à 1869, analysé dans les Annales d'oculistique, t. 66.

ciable, dus la plupart à l'insolation, l'électricité *statique* a toujours eu un effet rapide ; à chaque séance, la vision distincte se prolongeait davantage après le crépuscule. A la troisième ou quatrième séance, les malades étaient guéris. Ces résultats portent l'auteur à croire, contrairement à l'opinion de M. Raymond, qu'il s'agit là de troubles purement fonctionnels.

4ᵉ SECTION

Observations.

Obs. 70 (personnelle). — Névrite optique spécifique; iritis et trouble du corps vitré ; perte complète de la vision pendant plusieurs mois ; courants continus ; disparition des troubles du corps vitré ; amélioration considérable de la vision centrale ; lit de près n° 2, de Snellen, et de loin n° 20, à 10 pieds ; rétrécissement très-prononcé du champ visuel.

M. M..., 22 ans, est d'une bonne santé habituelle. Il possède une étroitesse du prépuce qui fut la cause prédisposante de plusieurs balanites. En mai 1872, une de ces balanites produisit un phimosis non douloureux prolongé, qui engagea le malade à se faire opérer fin juillet de son phimosis. La guérison demanda six semaines à s'accomplir. C'est probablement à cette époque qu'un chancre ignoré infecta l'économie.

Quelque temps après des plaques muqueuses se montrèrent dans la bouche et forcèrent le malade à cesser de fumer ; cependant, comme auparavant il avait eu des aphthes à plusieurs reprises, on mit encore ces accidents sur le compte de l'éruption aphtheuse.

Au mois de décembre 1873, survinrent de violentes douleurs de tête avec vomissement. On conseilla le séjour en province.

La vue commença à baisser, et le 15 janvier 1874, un médecin du Havre plaça un séton à la nuque. A la fin de janvier, le malade fit un voyage à Paris, pour consulter M. Galezowski qui ne trouva que de l'anémie et conseilla le sirop d'iodure de fer et le chloral. Déjà cependant la vue était tellement faible que M. M... ne pouvait sortir seul. Une amélioration se montra et dura huit jours.

Au milieu de février apparut une iritis assez légère pour permettre encore la promenade, et quelques jours après, pendant une de ces promenades, survint un *ictus apoplectique* avec hémiplégie du côté droit qui ne dura que cinq minutes. Un engourdissement avait envahi tout le côté droit, avec impossibilité de mouvoir les membres, et au moment de dire que l'engourdissement était terminé, la parole manqua, ce qui dura vingt minutes. Le malade put rentrer à pied de la promenade.

L'iritis, qui existait à l'œil droit, augmenta d'intensité, et la vue baissa rapidement aux deux yeux.

Une *épididymite* sans écoulement uréthral antérieur, se montra dans le courant de mars. Et malgré toutes ces manifestations, l'origine syphilitique des accidents n'était pas encore reconnue.

Comme notre malade était à peu près complètement aveugle, il se fit conduire de nouveau à Paris, et consulta MM. Galezowski et Fournier, qui reconnurent positivement *la nature spécifique de tous ces accidents*, et firent appliquer un traitement des plus énergiques. Frictions mercurielles, depuis 6 grammes jusqu'à 12 d'onguent napolitain par jour, l'iodure de potassium fut porté de 1 à 4 grammes par jour pendant un mois. La salivation ne s'établit qu'au bout de trois semaines. La vision qui était tout à fait abolie au début de la cure, puisque la fenêtre de la chambre ne pouvait être reconnue, la vision ne fut point améliorée après sept semaines de traitement et de séjour à la maison de santé des frères Saint-Jean de Dieu.

C'est à cette époque, au mois de juin 1874, que je vis ce pauvre jeune homme ; il n'était pas difficile de constater à l'œil droit les *traces d'une iritis, un trouble considérable du corps vitré*, composé de fins corps flottants, et *une névrite optique* double, très-facile à observer dans l'œil gauche resté transparent. La papille est déjà blanche avec les contours diffus, les veines sont tortueuses et gonflées, les artères à peu près normales. A l'œil droit la papille est masquée par un brouillard épais. La lumière de l'ophthalmoscope n'éveille *aucune sensation lumineuse*. M. Sichel qui examina aussi ce malade porta un pronostic absolument mauvais.

MM. Fournier et Galezowski conseillèrent l'électricité comme dernière ressource et l'usage de l'iodure de potassium. C'est à la fin de juin qu'on applique deux éléments de Trouvé, en permanence pendant la nuit, plutôt dans le but d'agir sur le moral du malade que dans l'espoir de la guérison. Le pôle positif est placé à la nuque. le négatif au front.

Dix à douze jours environ après cette application des courants, le jeune malade qui habitait une chambre à lui inconnue, nous apprit qu'il avait vu la veille une bande noire entre le plafond et le mur, ce qui était vrai. Nous examinons les yeux avec soin et il nous semble reconnaître *un mouvement* très-léger et très-lent dans l'*iris gauche*. A droite, le trouble vitré paraît moins épais.

Huit jours après, les mouvements de l'iris sont manifestes, et de temps à autre le malade raconte qu'il a vu quelque objet bien en lumière.

Un mois plus tard, l'iris gauche est très-mobile; dans une certaine position la main est reconnue. A l'ophthalmoscope, aucun changement à l'œil gauche, à droite le corps vitré s'est beaucoup éclairci, on peut reconnaître les vaisseaux rétiniens tortueux et les limites confuses de la papille.

Le 15 septembre quelques mots sont déchiffrés, la grandeur des caractères correspond à peu près à celle du n° 10. Le trouble du corps vitré a totalement disparu, et l'on voit l'atrophie de la papille dont les contours sont indécis et grisâtres. Les artères rétiniennes plus fines que de l'autre côté. Aucune sensation lumineuse de cet œil, aucun mouvement de l'iris, quand l'autre œil est bien fermé.

L'amélioration de la vue continue progressivement quoique lentement. Le 3 décembre on prend le dessin du champ visuel. Il est extrêmement rétréci, et sur un tableau placé à cinquante centimètres de l'œil, le champ visuel mesure une surface irrégulièrement circulaire de trente centimètres de diamètre horizontal et vingt-cinq centimètres de diamètre vertical. Le point de fixation n'est pas placé exactement au centre, il est très-rapproché de la limite inférieure et un peu moins de la limite externe du champ visuel. De loin le n° 30 de Snellen est vu et de près le n° 7.

Aux courants faibles et permanents, on ajoute l'électrisation trois fois par semaine, avec une pile de 10 éléments Trouvé. Courants centrifuges. Décembre 1874.

Huit jours après, on aperçoit des mouvements dans l'iris droit, jusqu'ici immobile, les variations lumineuses peuvent être distinguées. Cette amélioration a persisté, mais n'a pas augmenté. Il n'en est pas moins curieux à signaler qu'un nerf optique, après plus de six mois de cessation de ses fonctions, a pu percevoir de nouveau un peu de lumière.

Fin de décembre. L'acuité centrale de l'œil gauche a encore augmenté, cet œil peut lire le n° 2 de Snellen, pendant un temps très-court, parce qu'il se fatigue vite.

L'amélioration ne porte plus que sur *la durée* encore bien courte de la lecture. Le champ visuel ne s'étend pas.

Le 26 mars, lit n° 2, à 1 pied, le n° 20 à 10 pieds. (Voit l'Arc-de-Triomphe, en passant au pied des Tuileries). Le *champ visuel reste immobile*.

Pendant la première quinzaine d'avril, injections sous-cutanées de *sulfate de strychnine*, en commençant par deux milligrammes, et bientôt arrivant à 12 milligrammes, sans inconvénients, mais sans résultat.

En définitive le malade peut lire à petites doses, écrire, recon naître les figures de loin ; mais l'étroitesse de son champ visuel l'empêche de se conduire facilement.

Le traitement général par les frictions et l'iodure de potassium a été continué à plusieurs reprises, comme le nécessitaient d'ailleurs plusieurs attaques d'épididymite spécifique.

L'étroitesse du champ visuel, explique comment le malade, dont l'acuité centrale est bonne, ne peut pas se conduire, il se trouve dans la même situation que les malades atteints de rétinite pigmentaire, capables pendant longtemps de voir les caractères les plus fins, et fort embarrassés dans la rue pour éviter les obstacles. Ils voient, comme à travers un tube de lunette, très-bien dans l'axe et rien autour.

Comme l'iris droit était immobile, et ne réagissait pas à la lumière, nous avons profité de cette circonstance, pour faire quelques expériences sur l'action des courants continus, appliqués à travers la peau, sur les mouvements de l'iris. Nous avons reconnu, qu'avec 10 petits éléments de Trouvé, le pôle positif sur le ganglion cervical supérieur, le négatif sur le front, on observe *un mouvement lent, insensible et peu étendu, de dilatation de la pupille*; à la *rupture* du courant, il y a une *contraction brusque* de la pupille, quelques oscillations, puis arrêt dans la position de repos.

Sur l'autre iris qui réagit à la lumière, les résultats sont moins nets, il y a une légère dilatation de la pupille, contrariée par des oscillations continuelles.

Sur l'œil insensible à la lumière, qu'on pouvait éclairer long-temps sans l'irriter, et en maintenant une fixité suffisamment pro-longée, nous n'avons pu voir, avec un courant de 10 éléments centripète ou centrifuge *aucune variation dans le calibre des vais-seaux de la rétine.*

Obs. 71 communiquée par M. le professeur Lefort, inédite. — Atrophie rétinienne ; courants constants ; inutilité de divers traitements ; après l'emploi des courants, lit le n° 6 1|2 de Snellen.

Hautecloque, 30 ans, route de la Révolte, 137, Saint-Ouen. Con-gestion cérébrale au Mexique, 1873. Maux de tête avec vomisse-ments, déjà avant l'arrivée au Mexique en 1873. Auparavant, Séjour au Mexique, de 1862 à 1870. En 1873, compresses sur le front d'éther acétique.

Au retour, en 1873, de la Havane en France, s'aperçut que sa vue faiblit. Rien à bord. A Saint-Nazaire, la vue assez perdue pour ne pas reconnaître les figures ; il ne pouvait se servir lui-même à table ; se fit accompagner à Paris.

A vu d'abord M. Liebreich, mai 1873, diagnostic : atrophies (pur-gations, pommades mercurielles sur le front, bains de pied, sina-pismes, ventouses, iodure de potassium), après trois mois, pas d'a-mélioration, au contraire.

Août. M. Meyer (atrophie), injections sous-cutanées de stry-chnine ; sp. iodure de fer, cessé en janvier 1874.

Vu M. Sichel, qui ordonne la même chose que M. Meyer. Tous disent que la vue était définitivement perdue.

Ayant appris ma communication à l'Académie, alla chez *Chardin*, acheta un appareil, le mit *en octobre* pendant quinze nuits. Plus tard, il l'employa de six heures du matin à dix heures du soir ; il vit de l'amélioration dans les premiers jours de décembre avec des verres biconvexes 13 à 15.

La vue est meilleure quand il retire l'électricité, il voit surtout cette différence, quand il y a vingt-quatre heures d'intervalle ; lit 8 1/2, à distance de la lecture ordinaire, *sans verres ; avec verres*, 6 1/2.

15 février. Lit facilement 6 1/2 avec verres 15. Lit ou plutôt devine sans verres le 5 1/2.

Obs. 72. — Atrophie progressive des nerfs optiques traitée sans résultat par les ventouses horteloup (de Graefe), par les injections de stry-chnine ; guérison très-avancée par les courants continus. (Driver. Arch. d'oph. and otology, v. 3, 1873.)

Teichmann de Zettliz, en Saxe, vient me consulter pour la pre-mière fois, le 14 juin 1870. C'est un homme robuste et intelligent, âgé de 24 ans. Il me décrit très-minutieusement l'affection dont il est atteint depuis quatre ans.

Il fut d'abord soigné à Leipzig, où, paraît-il, on porta au commen-

cement un bon pronostic. On lui donna un traitement fortifiant
qu'il cessa bientôt, et il se débarrassa d'un ver filiforme, qui l'a-
vait longtemps tourmenté. Il n'y eut aucun bénéfice pour la maladie de l'œil, car la vue continua à diminuer. Dans sa détresse, il
s'adressa au professeur de Graefe, à Berlin, qui, à sa clinique le
traita six semaines, avec la ventouse Heurteloup. Mais la vue dimi-
nuait toujours; et le malade tombe entre les mains d'un homœopa-
the de Berlin, qui le soigna pendant quelques semaines avec des
injections (?) et des consolations sans résultat d'ailleurs.

L'examen du malade pratiqué à la première visite, nous montra
une superbe atrophie des deux nerfs optiques avec une légère excavation des papilles ; les veines et les artères sont filiformes, et reconnaissables seulement à une faible distance de la papille ; léger
strabisme divergent de l'œil gauche, avec fixation excentrique,
mouvements continuels des deux globes comme dans le nystagmus.
Avec le verre concave $\frac{1}{24}$ à une belle clarté, les doigts sont reconnus
à quatre pieds à l'œil droit; à l'œil gauche, à trois pieds seulement.

Le champ visuel est tellement rétréci, que ce malade semble voir
à travers un tube. Daltonisme. L'acuité visuelle est récemment
tombée si bas que le malade ne peut se conduire.

Comme j'expérimentais à cette époque les injections *de strychnine*,
je soumis ce malade à ce traitement pendant trois semaines ; le seul
résultat fut qu'il n'y eut pas d'aggravation.

Alors je *commençai l'emploi du courant constant* et *le résultat fut
merveilleux*.

Le 27 juin, le malade se conduisait seul. En deux mois, il comp-
tait les doigts de chaque œil, à 20 pieds. La vision centrale était
revenue, et il n'y avait plus trace de strabisme.

Je renvoyai le malade avec une pile électrique, en lui recom-
mandant de s'électriser pendant un an, par intervalles de temps
en temps.

Il revint me voir tous les deux ou trois mois, et chaque fois je
trouvai de l'amélioration. Au dernier examen, le 4 novembre 1871,
il lisait le n° 8 de Snellen, et reconnaissait toutes les couleurs.
L'atrophie des nerfs optiques n'a point disparu, mais il y a une certaine teinte rosée sur la papille ; les vaisseaux, surtout à l'œil droit
qui était le meilleur, ont recouvré leur calibre normal, et peuvent
être poursuivis jusqu'à la périphérie. Bien qu'on ne puisse espérer
approcher de l'acuité normale, je crois que l'amélioration, quoique
lente, se continuera encore longtemps.

Obs. 73. — Atrophie complète du nerf optique gauche; atrophie commençante à droite; guérison de l'œil droit par les courants continus.
(Driver.)

Mme Harz, 45 ans, vient le 23 mai 1871, me consulter pour une
amaurose de l'œil gauche, datant de longtemps. Dernièrement,
surtout depuis que la maladie de son mari l'a forcée de passer plusieurs nuits sans sommeil, un brouillard se montre constamment
devant son *œil droit*. La malade est forte et bien portante, sauf
quelques granulations du col utérin.

L'ophthalmoscope montre une atrophie complète à l'œil gauche. Dans l'œil droit, l'atrophie est au premier degré, la papille un peu plus blanche qu'à l'état normal, et les vaisseaux un peu plus petits. Dans un œil normal, de tous points, ces apparences n'attireraient peut-être pas l'attention, mais dans le cas présent avec une atrophie à gauche, je crois justifié mon diagnostic d'atrophie commençante du nerf optique. S = $\frac{20}{50}$, champ périphérique droit normal, pas de cécité pour les couleurs. Après trois semaines de traitement par le galvanisme, à droite S = $\frac{20}{20}$, le brouillard s'est éclairci, rien de suspect dans le fond de l'œil, vaisseaux larges, papille de couleur normale, à gauche, doigts à 2 pieds en haut et en dehors. La malade est congédiée avec la recommandation de revenir si quelque mauvais symptôme réapparaissait.

17 septembre. — Elle revient avec S = à peine $\frac{20}{50}$ et le brouillard a reparu. Douze jours de traitement par l'électricité amenèrent la guérison.

Obs. 74. — Atrophie du nerf optique chez un myope ; inutilité du traitement ordinaire ; amélioration considérable par les courants continus. (Driver.)

M. Eisentuck est un robuste septuagénaire qui n'a pas trace de tabes; il est affligé d'un bon sommeil, d'un bon appétit, et d'un esprit lucide. Depuis longtemps il est presque aveugle de l'œil droit, par suite d'une sclérochoroïdite postérieure avec atrophie de la papille.

Le 11 avril 1871, il vint me consulter pour une diminution de la vue à gauche. On trouve à l'examen une faible excavation de la papille avec staphylome postérieur circonscrit, veines dilatées et tortueuses, artères fines ; myopie $\frac{1}{16}$, — S = $\frac{20}{200}$, champ périphérique normal, pas de cécité pour les couleurs.

Avant d'avoir recours à l'électricité, on essaya les injections de strychnine, le sublimé, l'iodure de potassium, les ventouses Horteloup, les bains turcs, et les bains de sable chaud. Mais aucune amélioration, si ce n'est que les bains paraissent avoir donné un peu de force.

Alors le 1er juin, l'électricité est transmise à travers la tête, et localement à travers les paupières, le 13 juillet, le malade est congédié avec S = n° 4 de Snellen, à 6 pouces, et est envoyé aux bains de mer. A son retour, l'état est le même. Le 20 octobre, le malade revient avec une diminution de la vue, n° 11 de Snell., à 4 pouces. L'ophthalmoscope montre une atrophie du nerf optique. Galvanisation de l'œil et du nerf sympathique gauche ; 28 novembre, n° 4 de Snellen, à 6 pouces.

Obs. 75. (Dor, de Berne, Archiv fur Ophthalmologie). — Atrophie blanche du nerf optique ; emploi inutile de l'iodure de potassium et du sublimé; courants d'induction ; amélioration rapide ; augmentation du triple de la puissance visuelle; sept ans après, légère diminution, amélioration nouvelle par les courants continus.

Mlle D., de la France Méridionale. Diagnostic le 24 avril 1864 : Atrophie blanche des deux nerfs optiques. La malade ne voit plus assez pour sortir toute seule ; excessivement près et avec la plus grande peine, elle lit quelques lettres du n° LXX de Snellen. La maladie qui d'abord avait attaqué l'œil droit (2 ans auparavant), se développa bientôt de la même façon sur l'œil gauche. (En faisant l'historique de cette malade, je retrancherai tout ce qui ne se rapporte pas directement à notre question). Comme les maux de tête revenaient très-sonvent, je commençai le traitement, malgré l'atrophie, par les ventouses *Heurteloup*, et l'iodure de potassium. Quatre applications de ventouses améliorèrent la puissance visuelle, au point que la malade put lire, fin mai, Snellen XX (avec l'œil gauche), l'œil droit resta d'abord stationnaire, mais graduellement devint semblable à l'œil gauche. A partir de ce moment, malgré l'emploi de l'iodure, du sublimé, d'une cure d'onctions mercurielles, etc., on ne constata pas plus de succès, et je résolus d'employer l'électricité. Ce fut cette fois les courants d'induction, tandis que plus tard, ce fut toujours les courants constants qui furent employés. Après huit jours, le 23 juin, Snellen XV ; le 30 une lettre du n° VIII ; le 6 juillet une lettre de VI.

On ne peut pas arriver plus loin. Mais la puissance visuelle avait toujours augmenté du triple avec la méthode électrique.

On me pardonnera de ne pas donner de mesure du champ visuel, si on réfléchit combien peu était employée cette méthode expérimentale en 1864 ; d'ailleurs je n'aurais pas fait part de ce cas, s'il ne présentait pas cet intérêt particulier, à savoir, que j'ai pu voir la malade sept ans après.

Le 5 octobre 1871, elle se présenta de nouveau. La malade, qui autrefois se tenait très-droite, était devenue tout à fait bossue, par suite d'une ostéomalacie du bassin et d'une carie de la colonne vertébrale, cependant, elle marchait encore mais avec peine. Le pouvoir visuel avait diminué de nouveau, mais d'un 1/20 seulement. Ainsi, après sept ans, et des deux yeux, l'acuité visuelle était sensiblement meilleure qu'au premier examen ; mais la fixation est trop mauvaise et la vue surtout trop faible, pour pouvoir mesurer le champ visuel. L'électricité (courant constant), fut employée à l'exclusion de tout autre traitement.

Le 14 octobre, S = I/XV ; le 17, I/XII ; le 21, I/X, et le 24, I/VIII. La malade ne put rester plus longtemps. Ce succès qui fut constaté plus tard par lettre, peut être considéré comme remarquable par sa longue durée (9 ans).

Obs. 76. — (Dor.). Atrophie blanche des nerfs optiques; anesthésie cutanée. Traitement : iodure de potassium ; amélioration légère; courants continus ; amélioration légère après vingt-cinq séances; état stationnaire pendant un certain temps, puis amélioration progressivement croissante pendant un an; augmentation définitive très-remarquable.

Le nommé B., 39 ans, d'une forte constitution, laboureur, remarqua seulement en 1868, lorsqu'il fut obligé de faire le service militaire comme artilleur, que sa puissance visuelle avait fortement diminué. Cependant le médecin militaire le considéra comme un homme qui simulait une maladie des yeux. Je le vis pour la première fois, le 7 mai 1869. Alors déjà l'atrophie blanche était très-développée ; aussi la marche n'était-elle pas sûre, et il me montrait dans beaucoup d'endroits des *anesthésies* cutanées. Le pouvoir visuel était tellement diminué que le malade ne reconnut plus que des doigts *à trois pieds* de distance le n° CC de Snellen, à 3/4 de pied.

Le premier traitement fut de l'iodure de potassium à l'intérieur ; il put ainsi reconnaître avec peine et après trois semaines, les doigts à 7 pieds, et le n° C, à 1 pied. En août, même état Strychnine sans résultat, et du 6 août, j'employai le courant constant. Après 25 séances, le malade vit le n° C, à 5 pieds, et des lettres isolées de XXX, à 1 pied. Cet état se maintient sans autre traitement jusqu'au 2 décembre. A partir de ce moment, la puissance visuelle augmenta, et se comporta ainsi :

Avril   1870. 9/CC, de loin : et de près, mots isolés, du n° X.
Juillet   »   10/CC,   »   »   »   » V.
Septembre »   13/CC,   »   »   »   » III.
Octobre   »   20/CC.

Au mois de novembre le malade commença de nouveau l'électricité. Le pouvoir visuel fut le 7 novembre, 8/C à droite, 3/LXX à gauche.

Le 23 novembre, 8/LXX à droite, 3/XL à gauche. Ces dernières mesures devaient être prises avec *une plus grande approximation*, à cause du mauvais éclairage des mois d'hiver. Le plus près possible, n°s III ; Mars 1870. *Statu quo.*

» Au mois de juillet 1872, 12/CC. n° IV le *plus près possible*, c'est-à-dire en comparant avec l'état primitif, une augmentation du pouvoir visuel, d'environ vingt fois plus.

Obs. 77, Dor.

M. B., agé de 35 ans. Le malade a des deux côtés une atrophie blanche très-accusée.

20 mars 1870. Les doigts sont vus avec peine à 1/2 pied de distance. Traitement : Electricité, courant continu.

2 avril une lettre du n° XL, de Snellen.
8   »   des lettres isolés de XX.
14   »   »   XV.
20   »   »   X.
21   »   »   VIII.

Obs. 78, Dor.

M. Ch..., âgé de 46 ans, remarqua tout à coup, le 25 mars 1871, une obscurité de l'œil droit (le gauche resta toujours sain). Je le vis pour la première fois le 30 mai 1871, et l'œil montrait déjà clairement l'image d'une atrophie simple. Malgré un soupçon d'embolie, je n'y crus pas ; les vaisseaux, les artères comme les veines avaient encore leur aspect normal. Le malade n'avait plus sur cet œil que la fixation excentrique. Traitement courant constant seulement.

Le champ visuel du 30 mai 1871 représente une surface irrégulièrement circulaire de 10 centimètres de diamètre. Acuité visuelle = |20/100.

Le champ visuel du 6 juin a 12 centimètres en moyenne de diamètre. Acuité visuelle = 20/100.

Le 13 juin, 20 centimètres environ de diamètre. Acuité visuelle = 17/70.

Le 10 juillet, 22 centimètres de diamètre.

Depuis, je n'entendis plus parler de lui, lorsque le 11 octobre 1872 j'appris la nouvelle de sa mort. Sa femme m'apprit qu'il fut frappé, au milieu de ses affaires, dans la rue, d'un ictus apoplectique. Le motif pour lequel il ne m'avait plus rien écrit était que sa vue s'était améliorée considérablement et qu'à la fin il avait cessé tout traitement.

Après un traitement de six semaines, le champ visuel avait atteint une grandeur quatre fois plus grande qu'au commencement.

Obs. 79. (Dor.) — Atrophie des papilles.

L'enfant H..., âgé de 7 ans, fut, plusieurs mois avant ma première visite, jeté a terre par une voiture, traîné à une distance assez grande, et a montré dans la suite, à côté de fortes contusions, les symptômes d'une grande commotion cérébrale et d'une méningite. Lorsque le 22 mai 1871 je vis pour la première fois ce garçon, jeune, petit et délicat, mais bien bâti, il offrait l'image assez nette d'une atrophie blanche des deux côtés. Les papilles étaient blanches et brillantes avec des limites nettes, sans qu'il y eût une trop grande atrophie des vaisseaux.

Le 22 mai 1871. Un doigt à 1 pied. Il ne peut pas bien lire, mais indique cependant comme un cercle tous les C, O et G du N° VIII à 4 pouces. On ordonne l'iodure de potassium.

6 juin. Doigt à 3 pieds. Voyait autrefois le n° VIII, maintenant n° VI.

20 juin. Doigt à 7 pieds. Autrefois n° VI maintenant n° IV.

A partir de ce moment, l'état resta stationnaire ; c'est pourquoi j'employai l'électricité.

Après trois semaines, le malade, le 19 octobre, vit *les doigts à 17 pieds* sans autre traitement ; le 13 décembre à 20 pieds, et 25 juin 1872 à 33 pieds.

Le 8 juillet, le pouvoir visuel était le même que le 25 juin. Pendant huit jours, j'essayai les injections de strychnine sans succès, et j'employai alors de nouveau, quinze jours durant, le courant constant. Le pouvoir visuel augmenta à vue d'œil, de telle sorte qu'après quinze jours l'enfant remarqua de petits points, environ six fois moindres que ceux qu'il voyait avant l'emploi du courant. Je constatai, le 27 mars 1873, que cet état meilleur s'était maintenu.

L'accroissement du pouvoir visuel ne pouvait pas être pris avec une exactitude rigoureuse à cause de l'âge du malade.

Boucheron.   9

Obs. 80. (Dor.)

M. B...y, homme grand et vigoureux (âgé de 50 à 60 ans), se présenta la première fois au mois de juillet 1871.

A droite, amaurose complète par atrophie blanche. Position divergente du bulbe de 31 lignes.

Il y a trois ans le malade vit pour la première fois, à la chasse, un nuage sur les yeux.

Le traitement interne employé fut sans succès et fut abandonné pendant la guerre de 1870-71. A cette époque le pouvoir visuel tomba complètement.

L'œil gauche baisse depuis deux ans. A la première visite, j'aperçois déjà une atrophie bien nette du nerf optique. $S = 20/XX$ à peine, après correction d'une myopie de 1/30. Le pronostic de l'œil droit, à cause de la marche de la maladie, était mauvais ; malgré cela j'essayai l'électricité. Le courant constant fut seulement de 6 éléments, car le malade était excessivement sensible, et l'aiguille galvanométrique avec 6 éléments montrait la même inclinaison (40°) que chez d'autres malades avec 10 éléments. Après trois séances (tous les jours une de cinq minutes) il fallut cesser, parce qu'il se montrait une légère *parésie* du facial droit. Malgré cela, le 18 juillet je pus constater une amélioration sensible du champ visuel. Après un repos de huit jours, il fut possible de nouveau d'employer le courant constant, et le 4 août le champ visuel était encore amélioré. Le malade était complètement daltoniste ; comme tous ceux qui ont une grande atrophie du nerf optique, il reconnaît seulement le jaune et le bleu avec un peu de certitude, mais bientôt il est fatigué par l'essai de toutes les couleurs.

Après six mois, en novembre, j'employai de nouveau pour le malade l'électricité. L'acuité visuelle était égale à $20/XX$, comme au commencement, et le champ visuel aussi n'était pas plus étroit que celui du 11 mai, et même pour un éclairage faible, une bougie à 3 pieds, la partie gagnée du champ visuel fonctionnait normalement. Le traitement électrique postérieur resta sans succès ; mais l'amélioration sensible que nous avions obtenue en juillet, se maintint.

Le malade, dans le courant de l'hiver, prit encore quelquefois de l'iodure de potassium, sans succès. Après un emploi, de trois semaines, de santoniate de soude, la céphalalgie avait diminué (75 0/0 dit le malade). Cependant l'amélioration qui avait été atteinte ne devait pas être de longue durée. Après dix mois, en mai 1872, le champ visuel commença de nouveau à baisser.

Peu à peu l'acuité visuelle centrale diminua aussi, octobre 72 : $20/XL$; époque à laquelle cependant le champ visuel était encore meilleur qu'au premier essai, juillet 71.

Depuis, je n'ai plus revu le malade, mais j'ai appris indirectement qu'il va beaucoup plus mal et qu'il se fait *conduire*. En conséquence, on ne peut pas considérer ce cas comme une guérison obtenue par le courant constant ; toujours est-il que, même en supposant que le malade soit maintenant aveugle, ce que je ne crois pas, la marche de la maladie sur le second œil, l'œil gauche, aurait été, une année durant, plus lente que sur l'œil primitivement malade, chose qui n'arrive pas ordinairement dans ces sortes de maladies. En tout cas, on ne peut rien conclure d'un succès momentané.

Obs. 81. (Dor.)

M. B...z, âgé de 44 ans (1872). Le malade, homme fort et bien bâti, avait eu en 1856 un chancre induré; mais il fut complètement guéri par un traitement local, avec le nitrate d'argent et la liqueur de Van Swieten. Cinq à six ans plus tard, il se montra sur les *genoux* une éruption en forme d'eczéma qui ne fut pas considérée par Ricord comme spécifique. La bouche est tout à fait saine, pas d'inflammation des commissures ni d'adénites cervicales. En 69, il se montra, après un gros rhume, une faible diminution de l'acuité visuelle. Je vis le malade pour la première fois en 1870. Le diagnostic porté, surtout après l'examen ophthalmoscopique, fut des deux côtés *une atrophie blanche.*

Malgré cela, on ne voit qu'un resserrement du champ visuel sur l'œil gauche. Le malade qui venait de loin ne continua pas à suivre mon traitement. Le médecin qui le soignait, bien qu'il n'y eût ni phénomènes *méningiens* ou encéphaliques, ordonna un séton qui, pendant quatorze mois, fut entretenu, sans aucun résultat d'ailleurs.

A Paris, on diagnostiqua une atrophie syphilitique des deux nerfs optiques (*post hoc ergo propter hoc!*) Le sirop de Gibert et l'onguent mercuriel (4 gr. par jour) furent employés deux mois durant. Malgré une forte salivation, pas de résultat. De même une cure *hydropathique* à Divone près Genève, resta sans succès. Lorsque le malade commença avec moi, le 29 avril 1872, le traitement par les courants constants, la papille de deux côtés était blanche comme de la neige, sans atrophie des vaisseaux. Et cependant le rétrécissement du champ visuel n'existait, comme deux ans auparavant, que sur l'œil gauche. On ne put pas voir s'il y avait eu une myopie antérieure, à cause de la trop grande amblyopie (probablement à peu près 1[6).

29 avril 1872. S. = 1[2, : des lettres isolées, œil droit du no V; œil gauche id., du no VIII.

6 mai. OEil droit du n° IV, œil gauche, id. de VI.

15 mai. —, IV, id. V.

Cette amélioration sensible s'est sans doute maintenue jusque dans ces derniers temps, (mars 1873), du moins le malade, que je ne pouvais plus examiner, ne me fit pas savoir qu'il allait plus mal.

Réflexions de l'auteur. — Je ne puis pas parler avec certitude de la véritable nature de mal. Durant son séjour à Berne, le malade avait de petites éruptions eczémateuses, douloureuses, avec démangeaisons sur la main, à la suite desquelles, pendant la nuit, survint une lymphangite sur tout le bras gauche. Le professeur Naunyn et le Dr V. Erch, qui tous deux examinèrent le malade, ne la considéraient pas comme atteint de syphilis; seulement en ce qui concerne l'œil, ils admirent une dégénérescence graisseuse du nerf optique dépendant d'un processus rhumatismal. Ce cas présente encore un intérêt particulier en ce qui concerne la cécité des couleurs, et il a été décrit dans mon travail sur la cécité des couleurs. Lorsque avec les différentes méthodes, je fis des expériences sur les couleurs, je trouvai les mêmes résultats que d'ordinaire.

Mais lorsque j'examinai le champ visuel avec des couleurs, il y eut cette disposition remarquable, que la ligne bleue correspondait presque mathématiquement à la limite, primitivement constatée, du champ visuel rétréci.

Examinant ensuite le second œil, qui montrait également la même cécité des couleurs, mais où nous n'avions trouvé, malgré la diminution de l'acuité visuelle, malgré la blancheur de la papille, où nous n'avions trouvé, dis-je, même après une durée de deux ans, aucun rétrécissement du champ visuel ; ici aussi il se trouva un rétrécissement manifeste pour les couleurs seules reconnaissables, le bleu et le jaune. Il résulte de là que nous possédons, par l'emploi des couleurs, dans l'examen du champ visuel, une méthode plus solide et plus exacte que dans celle communément employée avec le blanc et le noir. Il est ainsi plus facile de faire le diagnostic d'atrophie commençante, lorsqu'on peut découvrir plus tôt le symptôme du rétrécissement du champ visuel, ce qui peut être d'une certaine influence pour la thérapeutique.

Obs. 82. — Mme B. âgée de 47 ans, ayant encore ses règles, a éprouvé beaucoup d'insomnies en été 1871, remarque depuis le commencement de l'hiver une diminution de l'acuité visuelle ; je la vois la première fois, en février 1872. Le diagnostic est : commencement d'atrophie du nerf optique de l'œil gauche.

S. = 17⧸LXX. La moitié gauche du champ visuel est complètement trouble ; cependant un véritable resserrement commence seulement en haut à 25 cent., en dedans à 32, en bas à 27 sur la verticale. Comme la moitié gauche du champ visuel est obscure, il s'agit d'une hémiopie, par suite d'une affection du tractus droit du nerf optique.

Dans l'œil droit, à l'ophthalmoscope, rien d'anormal. S = 17⧸XX. aucun resserrement du champ visuel. Mais la malade se plaint de voir de nombreuses mouches volantes.—Iodure de potassium.

1er mars. Champ visuel normal. S = 17⧸L. Sommeil meilleur. Pas d'autre progrès jusqu'au 15 mai, où la malade se résout à se soumettre au courant constant. De semaine en semaine, le champ visuel s'élargit jusqu'à 40 centimètres du point de fixation en haut et en dedans.

Après huit jours de repos, je lui conseillai journellement une injection de strychnine, et le 4 juillet, il ne restait plus que deux grosses lacunes en haut et en bas. Faut-il attribuer *cette importante amélioration* au courant constant ou à la strychnine. Je ne puis pas le dire avec certitude. Mais la faible hémiopie reste stationnaire et l'acuité visuelle toujours 20⧸L. Comme la malade demeure loin de chez moi, je ne l'ai plus vue ; mais j'ai appris que l'amélioration persistait.

Obs. 83. — Joseph J..., journalier, âgé de 42 ans, se présente pour être reçu à la clinique ophthalmologique de Berne, le 15 décembre 1870. Il prétend que l'acuité visuelle a diminué, à l'œil gauche, depuis juin. Des deux côtés, à l'ophthalmoscope, atrophie blanche. S., à l'œil gauche, = 9γCC. A droite = 20γL; le champ visuel est resserré des deux côtés. Pour le reste, le malade se porte bien, pas de céphalalgie, pas d'autres maladies. L'anamnèse ne permet pas de remonter à l'origine du mal. Tous les jours, le courant constant est appliqué pendant cinq minutes.

27 décembre 1870. A l'œil gauche S$=$20γLXX; œil droit 20γXL. Cette augmentation sensible se maintient, mais n'est pas dépassée; au contraire le champ visuel s'élargit de semaine en semaine, et n'est plus, lorsque je l'abandonne le 21 janvier 1871, que resserré en haut des deux côtés. En nous quittant, le malade reçoit 15 doses de strychnine d'un 1/16 de grain, dont le malade doit prendre une chaque jour.

Mai 1872. Le malade se présente de nouveau à la *polyclinique*, S à l'œil gauche = 20γLXX; œil droit 20γXXX. Je ne mesurai pas le champ visuel, et comme l'acuité visuelle avait encore plutôt augmenté, le malade ne fut pas admis.

Le 12 août. J... se montre de nouveau. L'acuité visuelle a de nouveau diminué un peu; œil gauche = 20γC., œil droit 20γL.

Après huit jours de courant constant, œil gauche S = 20γLXX; œil droit 20γL.

Comme le malade avait pris trop de liqueurs, on lui prescrivit encore une ventouse *heurteloup* et on ne lui donne plus d'iodure de potassium.

Le 30 décembre 72, on mesure de nouveau le champ visuel. Mais, le malade à cause de la maladie de sa femme, ne reste pas plus de huit jours en traitement, et exclusivement avec le courant constant. Cette thérapeutique fut aussi continuée du 28 janvier au 13 février 1873.

28 janvier 1873. S. o. g. = 20γLXX ; o. d. = 20γL.

3 février. O. G. S. = 20γL. o. d. = 20γXL.

Le 11. » » » = 20γXL » » = 20γXXX.

Le 11 février. Après une maladie de trois ans environ, il nous quitte, avec une acuité 2⌊3, elle a été décrite plus haut et sans resserrement du champ visuel.

Obs. 84. — G... Jacob, âgé de 46 ans, journalier, remarqua il y a deux ans une diminution du pouvoir visuel à l'œil gauche; il y a six semaines, il en est de même pour l'œil droit. *Atrophia alba opticorum amborum.* Resserrement du champ visuel des deux côté S = œil gauche, 12γCC. o. d. = 20γCC. Légère hypermétropie, 1/30 (?). On fait un essai d'injection de strychnine pendant quinze jours.

Le 19 décembre. S= 12γCC. o. g.; 17γCC. o. d.; champ visuel plus étroit. A partir de ce moment, courant constant. Malgré cela l'acuité visuelle diminue sensiblement jusqu'à 6γCC. oc. g.; 12γCC. o. d. (31 déc. 72). Mais tout d'un coup il y a amélioration:

6 janvier 1873. Oc. g = 10γCC; o. d. 15γCC.

Le 14. Oc. g = 10/CC.; o. d. 16/CC.

Le malade remarqua lui-même un notable progrès, cependant huit jours après, il se montra une légère diminution.

Le 20. Œil gauche, S = 9/CC; o. d. 12/CC. Le malade fut laissé sans grand espoir de progrès. Il y a trois jours, il se présenta de nouveau avec un tres-faible resserrement du champ visuel de l'œil droit; l'œil gauche n'a plus qu'une impression lumineuse qualitative. Le daltonisme existait ici également, et on ne reconnaissait plus clairement, comme toujours, que le jaune et le bleu. Le champ visuel est très-resserré pour le blanc, encore plus resserré pour le jaune, et encore plus pour le bleu, tandis qu'ordinairement le champ visuel est moins resserré pour le bleu que pour le jaune. D'autres couleurs ne sont pas reconnues du tout, mais indiquées comme tirant sur le jaune.

Après avoir pris connaissance de la plupart des observations publiées de névrites et d'atrophies du nerf optique traitées par les courants, nous aurions désiré pouvoir présenter un aperçu général de l'état de la question. Malheureusement nous sommes obligé d'y renoncer, le sujet est encore trop nouveau et trop peu exploré pour se prêter à la moindre synthèse. Nous nous sommes contenté de reproduire, à peu près sans commentaires, les observations que nous avons pu recueillir. Elles serviront à montrer quelle est la marche de la guérison dans les cas favorables ; quels sont les résultats toujours modestes que l'on peut espérer, et au prix de combien de temps et de patience on peut acquérir une amélioration plus ou moins étendue.

Si l'électricité n'a pas à enregistrer de nombreux succès, complets et durables, quel est l'agent thérapeutique qui puisse en offrir de plus multipliés ? Contre ces terribles maladies scléreuses, le médecin est si désarmé que de tous les moyens, celui qui peut présenter quelque avantage, dans un certain nombre de cas à déterminer, doit être étudié et expérimenté.

L'âge du malade semble une des conditions les plus importantes du succès, quand la vieillesse normale ou anticipée apporte ses tendances scléreuses naturelles au processus morbide, il y a peu de chose à attendre. Si, au contraire, la jeunesse avec sa puissance de rénovation vient en aide aux moyens thérapeutiques, il y a lieu d'espérer. (Dans la moitié des cas cités et heureusement influencés par l'électricité, les malades étaient au-dessous de 35 ans).

L'état peu avancé des lésions est, avec la jeunesse, la condition la plus impérieuse pour tenter avec chance de réussite l'emploi de l'électricité. Mais au début, les malades ne se sentent pas sérieusement atteints, ils ne veulent pas s'astreindre à un traitement long et fastidieux, et perdent par indécision ou par ignorance un temps irréparable.

Une certaine acuité dans l'allure de la maladie semble aussi donner quelque espérance de succès.

On sait par les expériences sur les animaux que les nerfs peuvent se régénérer, surtout sur les jeunes sujets. On sait que la compression violente des tubes nerveux peut amener leur dégénérescence dans le bout qui est séparé du centre trophique, et ces altérations nerveuses peuvent se réparer si la cause disparaît.

Dans un cas de névrite aiguë violente, comme celui de l'observation 70, une partie des fibres sont désorganisées et remplacées par du tissu conjonctif, l'autre partie est seulement comprimée par les produits de la dégénérescence des fibres voisines. Si l'on vient à activer la résorption des produits dégénérés, et à stimuler les fibres saines, elles reprendront leurs fonctions et une amélioration rapide sera obtenue. Doit-on attendre la régénération des fibres nerveuses ? C'est possible peut-être chez les jeunes sujets. En tous cas, cela doit être rare,

Après l'application de l'électricité, on remarque dans beaucoup d'observations une amélioration souvent rapide, mais qui ne se continue pas. C'est probablement à la stimulation et au dégagement des fibres, comprimées, par la résorption des produits granulo-graisseux, qu'est dû ce résultat. Les modifications tardives sont peut-être dues à la régénération de quelques fibres nerveuses.

Les névrites et les atrophies suite de névrites sont aussi les cas les plus favorables. La cause morbide ne fait qu'un effort et ce qui a échappé à la destruction peut être revivifié.

Dans les scléroses, après chaque poussée nouvelle, des phénomènes analogues se produisent probablement, aussi nous enregistrons de semblables effets thérapeutiques précoces. Puis survient un temps d'arrêt, et il est difficile de déterminer si l'effet obtenu dépend de la marche naturelle de la maladie ou de l'agent mis en usage.

Les cas récents sont, jusqu'à certain point, modifiables par l'électricité, et la fonction peut être en partie restaurée, sans que l'aspect ophthalmoscopique soit changé. Pour les cas anciens d'atrophie complète du nerf optique, on n'obtient rien ni par l'électricité, ni par un autre moyen.

Quant aux névrites symptomatiques de tumeurs encéphaliques ou fausses névrites que Bénédikt place sous l'influence d'une névrose du sympathique, on trouve une grande disproportion entre les lésions ophthalmoscopiques et les troubles fonctionnels. On voit des malades lire de fins caractères avec une saillie énorme de leur papille optique ; il y a là certainement des phénomènes de stase et d'exsudation séreuse dans la gaîne

et entre les fibres des nerfs, plutôt qu'une atteinte directe
des tubes nerveux. Bénédikt prétend avoir obtenu de
merveilleux succès par la galvanisation du sympathique. Nous n'avons pas d'expérience personnelle sur ce
point, mais il nous semble que la gravité de la maladie
principale (tumeur cérébrale) domine de beaucoup l'importance d'une névrite secondaire et de ses manifestations fonctionnelles.

La syphilis dont les lésions peuvent être attaquées
déjà par le traitement spécifique, donne plus de prise à
l'action des courants, et fournit un assez fort contin-
gent de succès.

Procédé opératoire. — Dans les névrites et atrophies
du nerf optique, l'emploi simultané des courants faibles
et permanents de M. Lefort, et des courants plus puis-
sants mais moins prolongés nous paraît indiqué. Ce n'est
pas trop d'appliquer tous les moyens dont on dispose
contre des affections aussi graves. Les deux méthodes
ont fait leurs preuves isolément, les réunir sera doubler
leur efficacité.

Nous conseillerions donc volontiers d'installer une
pile de deux éléments en permanence pendant la nuit
et une partie du jour, et d'électriser avec un courant
de 8 à 10 éléments pendant huit à dix minutes tous les
deux jours.

Le sens du courant a moins d'importance, pour le
système oculaire surtout.

La position des électrodes serait d'une part le front
et d'autre la nuque. On agit ainsi sur tous les éléments
nerveux et vasculaires capables d'influencer le nerf
optique et ses dépendances.

APPENDICE.

DES DANGERS DE L'ÉLECTRISATION OCULAIRE.

Nous avons étudié les nombreuses applications de l'électricité à la thérapeutique oculaire, il est bon d'indiquer, brièvement, les dangers que peut faire courir à l'organe visuel l'emploi mal dirigé des courants électriques.

La première recommandation est de ne pas faire usage de courants trop énergiques. C'est surtout au déploiement exagéré de force qu'il faut rapporter les accidents qui se sont produits.

Mais, pratiquement, si l'on se met dans les conditions indiquées par tous les auteurs qui se sont occupés de la question, et qui ne signalent guère d'inconvénients, on sera à l'abri de tout danger sérieux.

Pour les piles à courants forts et de courte durée, il est inutile d'employer plus *de dix éléments* ; on éprouve une sensation de brûlure supportable et on ne produit pas d'eschares avec un si petit nombre d'éléments. En évitant les interruptions brusques et répétées qui développent des phosphènes, on épargne au malade une sensation pénible et une excitation rétinienne qu'on ne doit rechercher que dans des cas déterminés.

Théoriquement, l'étude de la pression intra-oculaire

qui augmente par l'excitation du trijumeau et du sympathique, indique que dans les affections à tendances
glaucomateuses, on court peut-être le risque d'augmenter encore la tension intra-oculaire. Cependant,
dans une observation de M. Giraud-Teulon, où le globe
était dur et tendu, la galvanisation fit baisser la tension
après quelques séances. Dans le cas où la tension est
un peu exagérée, on peut diminuer les éléments de la
pile.

On a signalé les hémorrhagies rétiniennes et choroïdiennes, mais après l'usage de forts courants. Sur
des chiens, nous avons fait à plusieurs reprises passer
un courant de 24 éléments, à travers la région de
l'œil. La brûlure arrachait des cris à l'animal, et nous
n'avons pas observé d'hémorrhagies. Sur les sujets
âgés, porteurs d'artères athéromateuses, on fera bien
de ne pas dépasser un nombre modéré d'éléments.

La formation d'une cataracte aurait aussi été observée (?)
Après une séance d'électrisation, sur une petite chienne
qui était par hasard atteinte d'une cataracte commençante, nous avons électrisé l'œil plusieurs fois avec un
courant de 24 éléments Trouvé, et nous n'avons pas
observé d'augmentation de l'opacité cornéenne.

Les piles à courant faible et maintenu en permanence, exigent certaines précautions.

Quand les piles à sulfate de cuivre de Trouvé (que
nous avons eu souvent occasion d'employer), sont en
bon état et fonctionnent convenablement, *deux* éléments
appliqués pendant *huit* heures, provoquent sous les
électrodes une *rougeur diffuse*, et souvent une *éruption
vesiculeuse*. Que la durée se prolonge deux ou trois
heures de plus, et il se forme une *petite eschare* grise,
qui comprend la partie superficielle du derme et laisse

une marque indélébile, comme une pustule de variole.

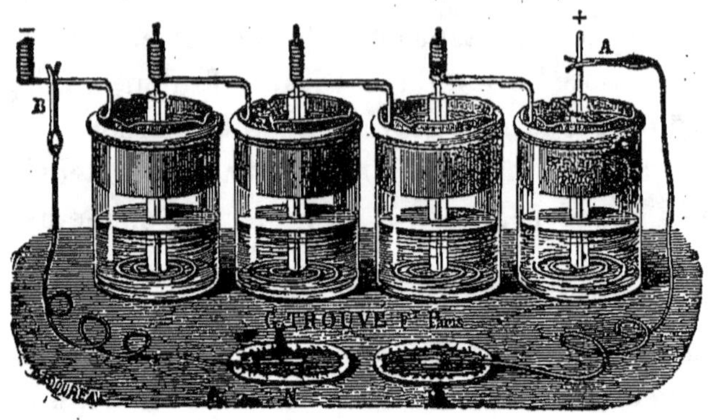

Pile de Trouvé.

S'il s'agit d'une femme dont la peau est plus mince et plus délicate, la durée de l'application devra encore être plus courte.

Si l'on emploie trois éléments, on est à peu près sûr d'avoir des eschares; et, de plus, des phosphènes fatigants se montrent à chaque petit mouvement de la plaque qui sert d'électrode.

C'est surtout au pôle négatif que se produisent les éruptions et les eschares. Lorsque la peau a été ainsi irritée, excoriée, il survient quelquefois, mais rarement, des furoncles au point irrité.

Ces rougeurs cutanées, ces éruptions, ces eschares, sont sans doute de petites choses désagréables; mais elles témoignent de la puissance de l'appareil; et l'on peut acheter à ce prix l'amélioration et la guérison.

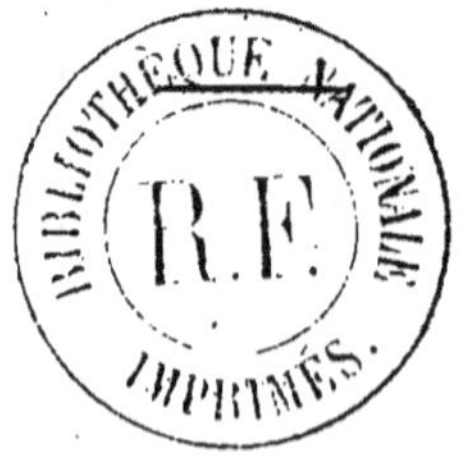

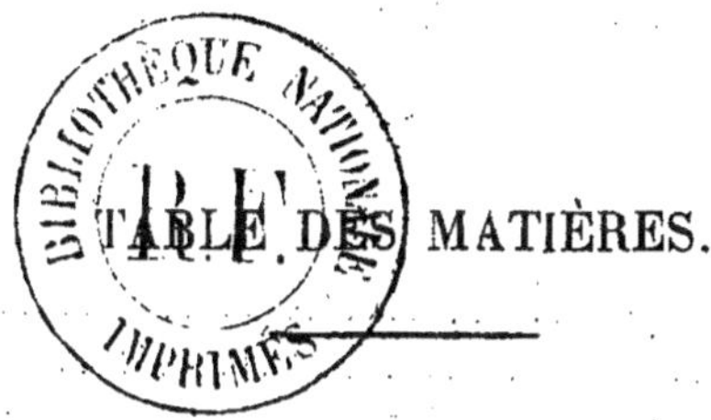

TABLE DES MATIÈRES.

Première partie.

Deuxième partie.

DE L'EMPLOI DE L'ÉLECTRICITÉ DANS LA THÉRAPEUTIQUE OCULAIRE.

1re Section.

Affections des nerfs et des muscles moteurs de l'œil.

2e Section.

Des troubles du corps vitré.

3e Section.

Des amblyopies sans lésion.

4e Section.

Des névrites et atrophies du nerf optique.

A. Parent, imprimeur de la Faculté de Médecine, rue Mr-le-Prince, 31.

FONTAINE (Jean). **De l'iridotomie.** Paris, 1873. In-8 de 45 p., avec 14 fig.   1 fr. 50

GIRAUD-TEULON. **Leçons sur le stabisme et la diplopie,** pathogénie et thérapeutique. Paris, 1863. In-8, x-220 p., avec 5 fig.   4 fr.

GALEZOWSKI. **Traité des maladies des yeux.** Deuxième édition. Paris, 1875. 1 vol. in-8 de 980 pages, avec 464 figures.   20 fr.

— **Échelles typographiques et chromatiques** pour l'examen de l'acuité visuelle. In-8, 20 planches noires et coloriées, avec texte explicatif.   6 fr.

— **Du diagnostic des maladies des yeux** par la chromatoscopie rétinienne, précédé d'une étude sur les lois physiques et physiologiques des couleurs. 1874. 1 vol. in-8, avec 31 figures, une échelle chromatique comprenant 44 teintes, et 5 échelles typographiques tirées en noir et en couleur.   7 fr.

HYADES. **Des méthodes générales d'opération de la cataracte,** et en particulier de l'extraction linéaire composée. Paris, 1870. In-8, de viii-80 pages.   3 fr.

LAQUEUR (L). **Affections sympathiques de l'œil.** Paris. 1869. In-8, 56 p.   1 fr. 25

MAGNE (A-). **Hygiène de la vue.** 4e édition. Paris, 1866, 1 vol in-18, avec figures.   3 fr.

MIARD. **Des troubles fonctionnels et organiques de l'amétropie et de la myopie,** et en particulier, de l'accommodation binoculaire et cutanée dans les vices de la réfraction. Paris, 1873. 1 vol. in-8 de xliii-460 pages.   7 fr.

PLICQUE. **Étude sur le mécanisme des mouvements intraoculaires,** et théorie de l'accommodation. Paris, 1868. In-8 de 88 p.   2 fr. 50

POMIER. **Étude sur l'iridectomie.** Paris, 1870. In-8 de 100 pages.   2 fr. 50

REYNAUD-LACROZE (Ch.). **De la névrite et de la périnévrite optiques.** Paris, 1870. In-8 de 72 p., avec 1 pl.   2 fr.

ROBIN (Ch.). **Mémoire contenant la description** anatomo-pathologique des diverses espèces de cataractes capsulaires et lenticulaires, Paris, 1859. In-4, 62 p.   2 fr.

SICHEL (J.). **Iconographie ophthalmologique.** ou description, avec figures coloriées des maladies de l'organe de la vue, comprenant l'anatomie pathologique, la pathologie et la thérapeutique médico-chirurgicales. Ouvrage complet, publié en 23 livraisons. Paris, 1852 à 1859, 2 vol. grand in-4, dont 1 de 80 planches dessinées d'après nature, gravées et coloriées.   172 fr. 50

Demi-reliure, dos de maroquin, non rogné, tranche supér. dorée.   14 fr.
On peut encore souscrire en retirant une livraison par mois. Prix de la livraison.   7 fr. 50

A. PARENT, imprimeur de la Faculté de Médecine, rue Mr-le-Prince, 31.